Aarons/Gittens · Das Handbuch des Autismus

Den Eltern, die »Ist das Autismus?« gelesen und hilfreiche Anregungen gegeben haben, auf denen dieses Buch beruht.

Maureen Aarons und Tessa Gittens

Das Handbuch des Autismus

Ein Ratgeber für Eltern und Fachleute

Übersetzung von Jürgen Wendeler

Beltz Verlag · Weinheim und Basel

Maureen Aarons und *Tessa Gittens* sind spezialisierte Sprachtherapeutinnen im Raum London.

Die Deutsche Bibliothek – CIP-Einheitsaufnahme

Aarons, Maureen:
Das Handbuch des Autismus : ein Ratgeber für Eltern und Fachleute / Maureen Aarons und Tessa Gittens. Übers. von Jürgen Wendeler. – Weinheim ; Basel : Beltz, 1994
(Beltz Ratgeber)
ISBN 3-407-85108-1
NE: Gittens, Tessa:

Lektorat: Peter E. Kalb

Herstellung: Klaus Kaltenberg
Satz: Satz- und Reprotechnik GmbH, Hemsbach
Druck: Druckhaus Beltz, Hemsbach
Umschlaggestaltung: Atelier Adolf Bachmann, Reischach
Umschlagfoto: J. Feingersh/Zefa-Stockmarket
Printed in Germany

ISBN 3-407-85108-1

Inhaltsverzeichnis

Anhang

Anmerkung der Autorinnen

Die Leser und Leserinnen mögen bitte beachten, daß im Buch der Einheitlichkeit des Stils zuliebe durchgängig das Pronomen »er« verwendet wurde. Die Autorinnen möchten deshalb nicht als sexistisch angesehen werden; sie haben das maskuline Pronomen gewählt, weil es unter den autistischen Kindern bemerkenswert mehr Jungen als Mädchen gibt.

Vorwort

Maureen Aarons und Tessa Gittens haben lange Erfahrung in der Arbeit mit Kindern, die unter Störungen im Bereich des autistischen Kontinuums leiden, und mit ihren Familien. Sie kennen das Wesen des Autismus und die Belastungen, die er durch die Entwicklungsverzögerungen und die Verhaltensstörungen dieser Kinder für die Eltern bedeutet. Sie drücken ihr Verständnis und Mitgefühl mit der Unsicherheit und der Sorge während der Zeit aus, bevor die Eltern die Gründe für die Probleme ihres Kindes kennen, und sie beschreiben das Erschrecken und das Leid, nachdem ihnen die Diagnose mitgeteilt worden ist. Sie sprechen klar aus, daß es um langfristige Beeinträchtigungen geht, aber sie machen ebenso klar, daß Eltern und Fachleute viel tun können, um den Kindern zu helfen, besser mit einer Welt zurechtzukommen, die für sie so verwirrend ist.

Die Autorinnen beschäftigen sich besonders mit den Problemen der Definition der autistischen Störungen und der Notwendigkeit, die zugrundeliegenden Schädigungen zu erkennen – und zwar in all den verschiedenen Formen, in denen sie sich im offenen Verhalten zeigen können. Sie diskutieren auch die zögernde Haltung einiger Fachleute, das Wort »Autismus« zu verwenden. Die Benennung gibt den vorher unbestimmten Ängsten Substanz und Realität. Es gibt eine Episode in »Alice Through the Looking Glass«, in der Alice in einen Wald kommt, in dem die Dinge keinen Namen haben. Sie trifft einen Faun, und beide wandern durch den Wald, Seite an Seite, weil niemand weiß, wer oder was der andere ist. Als sie den Wald verlassen, erkennt der Faun, daß er ein Faun und Alice ein menschliches Wesen ist, und höchst alarmiert läuft er davon. Als ich ein Kind war, liebte ich die Zeichnungen von Alice, die ihren Arm um den Hals eines kleines Rehs gelegt hatte, und war sehr traurig, als die Realität das Bild widerlegte. Als Erwachsener und als Elternteil erlebte ich den gleichen traurigen Übergang von Ignoranz zu schmerzhaftem Wissen, als die Probleme unserer Tochter identifiziert und als »Autismus« bezeichnet wurden. Für einige Zeit schien es, daß die ganze Welt grau und leer geworden war, aber langsam setzten wir die Teile wieder zusammen und sorgten für eine konstruktive Art, unserem Kind zu helfen, und indem wir das taten, halfen wir auch uns.

Damals – am Ende der 50er Jahre – war über Autismus wenig bekannt. 1962 trafen wir uns mit einer kleinen Gruppe von Eltern und gehörten damit zu den Gründungsmitgliedern der Society for Autistic Children, nun The National Autistic Society genannt. Wir waren entschlossen und sicher in unserer Überzeugung, daß autistische Kinder nicht geistig behindert sind und daß ihre abgegrenzten, sehr persönlichen Fähigkeiten die richtigen Hinweise auf ihre zukünftige Entwicklungsmöglichkeiten sind. Wir glaubten nicht an die stärker abgesicherten Vorhersagen der wenigen Fachleute, die langfristige Erfahrung in diesem Arbeitsfeld hatten. Wir sahen, was einige begabte Lehrer mit einigen Kindern erreichen konnten. Wir erkannten nicht den Unterschied zwischen Auswendiglernen und wirklichem Verständnis, und deshalb dachten wir, daß ein geeigneter Unterricht alle Probleme überwinden und nicht nur helfen könnte, sie zu vermindern, wie wir heute wissen. Weil der Begriff des Autismus erst 20 Jahre vorher formuliert worden war, kannten wir keine Eltern von Erwachsenen, die als autistisch diagnostiziert waren und die uns erzählen konnten, was die Zukunft bringen würde.

Heute ist die Situation, wie sie von den Autorinnen beschrieben wird, ganz anders. Die nationalen und lokalen autistischen Gesellschaften für Menschen mit Autismus haben viele Mitglieder mit erwachsenen Söhnen und Töchtern. Die Eltern kleiner Kinder mit Autismus haben Zugang zu der Kenntnis über die wahrscheinliche Zukunft, die uns Gründungsmitgliedern fehlte. Es ist heute klar, daß der typische Autismus nur eine Untergruppe auf einem Kontinuum von Störungen ist, zu der soziale und kommunikative Beeinträchtigungen gehören, die das ganze Leben wirksam bleiben, obwohl sie in ihrem Schweregrad sehr unterschiedlich sind, von sehr schweren bis zu minimalen Störungen, die aber immer noch als solche erkennbar sind. Der spätere Zustand wird mehr durch das allgemeine Fähigkeitsniveau des Kindes als durch irgendeine Behandlungsmethode bestimmt. Es ist aber ebenso klar, daß auch bei schweren Beeinträchtigungen die Eltern und die Fachleute gemeinsam viel dazu beitragen können, das Leben der betroffenen Menschen befriedigender und erfreulicher zu machen. Außerdem haben die meisten Familien das Gefühl, daß es trotz aller Schwierigkeiten viele Kompensationen gibt, nicht zuletzt eine realistischere Vorstellung davon, was im Leben wichtig und was bedeutungslos ist. Alle Eltern freuen sich über die Entwicklung ihrer Kinder, aber für Eltern autistischer Kinder ist schon jeder kleine Entwicklungsschritt eine besondere Freude.

Allerdings ist es richtig, wenn die Autorinnen darauf hinweisen, daß Zeit nötig ist, bis der Schmerz, den das Wissen mit sich bringt, allmählich in eine ruhige Traurigkeit übergeht, die im Hintergrund bleibt, und bis sich eine akzeptierende, dabei aber positive Einstellung entwickelt. Während dieser Zeit sind Eltern gegenüber allen Arten äußeren Drucks empfänglich, einschließlich der Versprechungen, es gäbe Heilmittel oder es seien mindestens wesentliche Änderungen zum Besseren möglich – alles natürlich abgeleitet von einer Vielzahl unterschiedlicher Theorien. Für die Gründungsmitglieder gab es sehr wenig Angebote. Heute gibt es ein Übermaß von Versprechungen. Natürlich besteht auch der Wunsch, die Diagnose zu vergessen und andere Erklärungen für die Beeinträchtigungen der sozialen Interaktion der Kommunikation und der Vorstellungsfähigkeit zu suchen, und es gibt Fachleute, die dabei manchmal mitspielen. Da ich sowohl ein Fachmann in diesem Arbeitsbereich als auch ein Elternteil bin, weiß ich aus erster Hand, welche emotionale Belastung jemand erfährt, der Eltern mitteilen muß, daß ihr Kind autistisch ist. Auch wenn man dies oft getan hat, ist es nicht leichter. Es wird sogar durch die natürliche menschliche Tendenz erschwert, den Überbringer einer schlechten Nachricht für die Nachricht verantwortlich zu machen.

Die lebendigen Berichte in diesem Buch über einzelne Kinder verdeutlichen, daß alle Menschen mit autistischen Störungen unter denselben Beeinträchtigungen leiden, daß aber jedes Kind und jede betroffene Familie anders ist. Ein Fachmann, dem die Aufgabe zufällt, die Nachricht zu überbringen, muß einschätzen, wieviel die Eltern wissen oder schon vermuten, und wieviel von der Wahrheit sie zur gegebenen Zeit tragen können – keine einfache Aufgabe. Die Diagnose muß eine detaillierte Erfassung der Struktur, der Stärken und Schwächen eines jeden Kindes einschließen, und die Information muß den Eltern in einer Weise mitgeteilt werden, die für sie akzeptabel ist. Es ist absolut notwendig, bezüglich der Grenzen der Kenntnisse ehrlich zu sein, die möglichen Fehler bei der Diagnose und der Untersuchung zu erklären und die Möglichkeit einzuräumen, daß sich die Diagnose ändern kann, wenn sich die Ergebnisse der Untersuchungen im Lauf der Jahre ändern. Im Idealfall sollte es leicht möglich sein, zur Fortsetzung der Gespräche wiederzukommen, um die Diagnose und deren Konsequenzen für das betroffene Kind zu diskutieren, und es sollte für eine Unterstützung der Familie am Wohnort gesorgt werden. In der Praxis gibt es Begrenzungen der verfügbaren Hilfen. Trotzdem weiß ich aus langer Erfahrung, daß nur dann, wenn man der Wahrheit ins Auge sieht, eine Heilung der emotionalen Wunden beginnen kann und konstruktive Aktionen geplant und durchgeführt werden können. Eltern älterer Kinder und Erwachsener sagen immer, daß sie zurückblickend den Wunsch hatten, die Wahrheit über ihre Kinder so früh wie möglich zu erfahren, wie sehr sie das zu jener Zeit auch getroffen haben mag. Natürlich erscheinen Ereignisse immer in einem anderen Licht, wenn man sie im Rückblick sieht.

Die Autorinnen nehmen einen klaren Standpunkt ein, sind ehrlich und haben eine positive Grundeinstellung. Ihr Buch ist für Eltern bestimmt, für die große Mehrheit, die die Kraft haben, sich von der angenehmen Behaglichkeit des Waldes zu trennen, wo die Dinge keinen Namen haben, und die anfangen, die Herausforderung aufzunehmen. Ihr Leben wird anders sein, als sie es geplant haben, aber es kann trotzdem reich sein: durch den Stolz auf überwundene Schwierigkeiten, und – wo auch immer sie in der Welt hinkommen – durch die Freundschaft derer, die dieselben Erfahrungen durchlebt haben.

Lorna Wing

Einführung

Dieses Buch ist nicht nur das Resultat einer 20jährigen Erfahrung als Sprech- und Sprachtherapeuten, die mit autistischen Kindern und ihren Familien gearbeit haben, sondern außerdem, noch spezieller, das Ergebnis der Mitarbeit einer von uns beiden bei einer Reihe von Untersuchungen und Beratungen in unseren Bezirken. Wir hatten es dabei mit sehr kleinen Kindern zu tun, und durch unsere vielen Zusammenkünfte mit ihren Eltern wuchs unser Verständnis für ihre Probleme und Bedürfnisse.

Im typischen Fall verführt das anziehende und normale Aussehen dieser Kinder dazu, die Zeichen und Symptome des Autismus zu ignorieren oder zu übersehen und die Aufmerksamkeit stattdessen auf die besonderen, oft sehr merkwürdigen Fähigkeiten oder Intelligenzinseln dieser Kinder zu konzentrieren. Die Art der Fragen, die von den Eltern gestellt wurden, und die Art der Informationen, die sie verlangten, wenn sie versuchten, mit den Komplexitäten der Diagnose zurechtzukommen, stimmten in bemerkenswerter Weise überein. Die Tatsache, daß die Beeinträchtigung ihres Kindes schwerer war, als zunächst angenommen wurde, war das erste Problem, dem wir uns zu stellen hatten.

Einige Eltern haben die Schwierigkeiten beschrieben, die durch wohlwollende Verwandte, einschließlich der Großeltern, verursacht wurden; diese bestritten, daß es irgendwelche wirkliche Probleme gäbe, und versicherten, daß das Kind »es auswachsen« würde. Andere, weniger freundlich, beschuldigten die Eltern, indem sie die Probleme des Kindes als Folge von Vernachlässigung oder Erziehungsfehlern ansahen. Die größten Schwierigkeiten entstanden, wenn die Eltern des Kindes gegensätzliche Standpunkte einnahmen. Bis in die jüngste Zeit bestand unsere Antwort auf die Fragen der Eltern in der Empfehlung, Kontakt zur National Autistic Society aufzunehmen, um Informationen und Unterstützung zu erhalten. Im allgemeinen geben wir weiterhin diesen Rat. Uns ist aber sehr bewußt geworden, daß für viele Eltern schon ein Telefongespräch mit dieser Gesellschaft, ganz zu schweigen von einer Mitgliedschaft, bedeuten würde, daß sie die Diagnose bzw. die Kategorie »Autismus« akzeptieren würden, wozu sie keineswegs immer bereit sind.

Abgesehen von den ausgezeichneten Informationen der Gesellschaft gibt es in Buchhandlungen und Büchereien nur sehr wenig Bücher über Autismus, die sich an den Laien wenden. Von Zeit zu Zeit wird in Zeitungen oder im Fernsehen über den Autismus berichtet; aber dabei besteht die Tendenz, Wunderheilungen vorzustellen, was gut für die Medien, aber unbestätigt und irreführend ist. Wir hoffen, daß unser Buch die Lücke zwischen solchen Berichten und den eher »wissenschaftlichen« Veröffentlichungen ausfüllen wird.

Unser Ziel ist es, Lesern, die keine Spezialisten sind, seien es Eltern, Erzieherinnen, Psychologen, Lehrer, Sprachtherapeuten oder andere, aktuelle Informationen zu vermitteln, die sowohl Fragen wie Diagnose, Forschung, Unterricht und Erziehung als auch medizinische Probleme des Autismus betreffen. Während in der Vergangenheit der Autismus als eine abgegrenzte Behinderung dargestellt wurde – wie etwas, das in einen Kreis mit präzisen Grenzen eingeschlossen ist –, sehen wir den Autismus jetzt als ein Kontinuum an – eine Linie, die sich von der Gruppe schwer behinderter Menschen zu derjenigen Gruppe erstreckt, deren Abnormitäten sehr schwach sind und in eine exzentrische Normalität übergehen. Einige Kinder, allerdings nur sehr wenige, machen sehr gute Fortschritte und können sogar die Anforderungen der Regelschule bewältigen. In diesem Buch beziehen wir uns im allgemeinen auf die schwerer behinderten Kinder, da ihre Probleme weitreichender sind. Eltern von Kindern am oberen Ende des Kontinuums erkennen zwar einige Merkmale des Autismus, erleben aber, wenn überhaupt, nur sehr wenige der typischen Erziehungsprobleme. Trotzdem irritiert sie die Entwicklung ihres Kindes und seiner seltsamen Verhaltensweisen. Wir sind uns dieser Tatsachen bewußt, glauben aber trotzdem, daß dieses Buch auch für diese Elterngruppe nützlich sein wird.

Wenn sie erfahren, daß ihr Kind autistisch ist, fragen sich die

Eltern, wie sie ihm auf praktische Weise helfen können. Sie erleben ein Gefühl der Hilflosigkeit, wenn anscheinend nichts geschieht und keine spezielle Hilfe und Unterstützung verfügbar ist. Kapitel 6 enthält einige praktische Vorschläge und Anleitungen, die, wie wir hoffen, etwas dazu beitragen, diese Gefühle der Frustration zu überwinden. Zusätzlich haben wir zwei Kapitel als Anhang hinzugefügt. Das erste besteht aus Fallgeschichten, weil wir oft die Feststellung machen, daß Eltern die Schwierigkeiten ihres Kindes besser verstehen, wenn sie in der Darstellung anderer Kinder gespiegelt werden. Das zweite hat das Ziel, Eltern mit einigen nützlichen Adressen zu versorgen. Am Ende des Buches befinden sich eine Liste der verwendeten Literatur und Vorschläge für weitere Lektüre.

Als Sprachtherapeuten ist uns bewußt, daß es bei den Kindern, die später als »autistisch« bezeichnet werden, die unzulängliche Sprachentwicklung ist, die den Eltern am meisten Sorgen macht. Aus diesem Grund sind wir oft die ersten Fachleute, die kleine autistische Kinder sehen. Von uns wird erwartet, daß wir diese Kinder mit unseren Mitteln mit sinnvoller Sprache ausrüsten und daß dann alles gut wird. Es ist eine schwere Verantwortung für den Sprachtherapeuten, die Eltern hierin zu enttäuschen, indem er aufzeigt, daß die Probleme des Kindes weitreichender und nicht allein auf Sprache und Sprechen beschränkt sind.

Unsere Erfahrungen kreisen um kleine autistische Kinder. Obwohl wir ein Kapitel über den Autismus im Jugend- und Erwachsenenalter (Kapitel 9: Erwachsen werden) einbezogen haben, liegen die Probleme und Bedürfnisse dieses Alters im allgemeinen außerhalb des Themenkreises unseres Buches.

Wir dürfen diese Einführung nicht beenden, ohne den Versuch zu machen, diejenigen Eltern zu erreichen, denen gesagt wurde, daß ihr Kind autistisch sei, die dies aber nicht als passende und gerechtfertigte Diagnose akzeptieren können. Sie haben das Gefühl, daß schon das Wort »Autismus« extreme Assoziationen auslöst und eine »Etikettierung« ist, die nur negative Auswirkungen auf die Zukunft des Kindes haben wird. Es kann sein, daß sie dieses Buch in der Hoffnung ausgewählt haben, die Diagnose »Autismus« bei ihrem Kind endgültig ausschließen zu können; vielleicht ärgern sie sich sehr über den Fachmann, der sie vorgeschlagen hat. Wie war es möglich, zu einer solchen Schlußfolgerung innerhalb einer so kurzen Zeit zu kommen? Einige Eltern haben das Gefühl, daß die Diagnose auf falsche Weise mitgeteilt wurde oder daß der Experte durch sein großes Wissen über die Behinderung voreingenommen war. Andere befürchten vielleicht, daß sie ihr Kind unbeabsichtigt an der Entwicklung hindern, indem sie die Details mitteilen, die eine solche Diagnose nahelegen. Es ist nicht ungewöhlich, daß es die Eltern selbst waren, die die Diagnose »Autismus« vorgeschlagen haben – daß sie aber, wenn ein Fachmann dies bestätigt, wobei er annimmt, daß sie diese Information verarbeiten können, mit einer unerwarteten Zurückweisung reagieren. Die Bestätigung ihrer eigenen schlimmsten Befürchtung ist das Letzte, was sie hören wollen, und ihre anschließenden Reaktionen unterscheiden sich nicht von den Reaktionen solcher Eltern, denen das Wesen der Schwierigkeiten ihres Kindes nicht bewußt ist.

Der Spezialist für Autismus befindet sich dann in einer schwierigen Situation, in der es fast unmöglich ist, das Richtige zu tun. Wenn zu wenig gesagt wird, wünschen sich die Eltern aus verschiedenen Gründen mehr Information. Sie können außerdem das Gefühl haben, daß wertvolle Zeit vergeudet wurde, in der sie die richtige Hilfe und Unterstützung hätten erhalten können. Geeignete Schulen hätten geprüft werden können, der Name des Kindes hätte, wenn nötig, auf eine Warteliste gesetzt werden sollen. Noch wichtiger ist vielleicht, daß Eltern, die das Beste für ihre Kinder wollen, weiterhin nach einer Diagnose suchen und, während sie das tun, unter Schuldgefühlen und Unsicherheiten leiden. Viel Zeit und Geld kann verbraucht werden, wenn die Probleme weiterbestehen.

Es ist für die Eltern wichtig, daß sie die Person, die eine Diagnose anbietet, nicht irgendwie als eine »Opposition« erleben, gegen die man ankämpfen und argumentieren muß. Natürlich leben wir nicht in einer perfekten Welt, aber es sollte ein Gefühl von Partnerschaft und gemeinsamer Zielsetzung bestehen, wenn die Probleme untersucht und passende und akzeptable Schritte zu ihrer Lösung unternommen werden.

Wir hoffen, daß dieses Buch dazu beitragen wird, die wesentlichen Probleme der Diagnose des Autismus zu klären, und damit hilft, ein besseres Verständnis zwischen Eltern und Fachleuten herzustellen.

1. Die unterschiedlichen Erscheinungsformen des Autismus

Autismus mit seinen widersprüchlichen Kennzeichen und Symptomen ist eine verhältnismäßig seltene Behinderung, die so faszinierend ist, daß die Mehrheit der Bevölkerung eine Vorstellung von ihr hat, ohne jemals einem Menschen mit Autismus begegnet zu sein. Der Erfolg des Films »Rainman« mit Dustin Hoffman erweiterte in der Öffentlichkeit die Kenntnis des Autismus, stellte allerdings nur eine spezielle Erscheinungsform dieser Behinderung dar.

Die meisten Leute, die gefragt werden, was Autismus sei, können eine Meinung wiedergeben, wobei sie äußerst unterschiedliche Vorstellungen äußern:

Sie sind sehr zurückgezogen ... sie können nicht kommunizieren ... sie sind sehr musikalisch ... sie sind sehr gut in Mathematik ... sie sind sehr intelligent ... sie sind alle geistig behindert.

Diese vereinfachten und unterschiedlichen Gesichtspunkte spiegeln die außerordentlich großen Variationen, die es bei dieser Behinderung gibt. Um die Unterschiedlichkeit des Autismus zu beleuchten, beschreiben wir zwei Kinder. Beide unterscheiden sich sehr voneinander, aber beide sind autistisch. Was das Bindeglied ist, wird im nächsten Kapitel erklärt, wenn die Ursachen des Autismus diskutiert werden.

Lucy ist ein lebhaftes und sehr hübsches 4½jähriges Mädchen, das völlig normal aussieht. Ihre Bewegungen sind gut koordiniert, und sie tanzt gerne und graziös. Gelegentlich sieht man sie Gegenstände aus schiefem Winkel betrachten oder in dieser Absicht auf dem Boden liegen. Obwohl sie anscheinend körperliche Kontakte und Hätscheleien nicht sucht, entzieht sie sich ihnen auch nicht. Ihr Blickkontakt, der früher schlecht gewesen ist, würde jetzt nicht als abnorm angesehen werden, und sie vermeidet ihn auch nicht mehr. Ihr Spiel scheint nach dem ersten Eindruck gut entwickelt zu sein. Sie hat Freude an Wasser und Sand, spielt in der Zimmerecke und ist immer eifrig mit irgend etwas beschäftigt. Aber obwohl ihr Spiel zielgerichtet und sinnvoll wirkt, besteht es aus vielen Wiederholungen und entwickelt sich nicht weiter. Außerdem läßt sie andere Kinder nicht an ihren Aktivitäten teilnehmen. Es umgibt sie eine Fremdheit, die sie von anderen Kindern trennt. Ihre Aufmerksamkeit ist schwach, sofern sie nicht um ihre speziellen Interessen kreist. Ihre Fähigkeiten zur Selbstversorgung sind ausgezeichnet; ihre kognitiven Fähigkeiten scheinen ihrem Alter zu entsprechen. Offensichtlich hat sie künstlerische Fähigkeiten. Ihre Zeichnungen sind beeindruckend, ebenso ihre plastischen Arbeiten, aber bei beidem gibt es viele Wiederholungen. Sie hat eine große Abneigung, ihr Repertoire auszudehnen oder ihre Leistungen so weit zu entwickeln, wie es nach ihren Begabungen möglich zu sein scheint. Obwohl ihre Hörfähigkeit völlig normal ist, kommt es oft vor, daß sie nicht antwortet, wenn ihr Name gerufen oder wenn sie angesprochen wird. Es ist nicht möglich, eine Unterhaltung mit ihr zu führen; alle Versuche zu einem wechselseitigen Dialog haben nur wenig Erfolg. Aber sie spricht sehr viel, kommentiert ihre eigenen Tätigkeiten und macht Feststellungen, die, obwohl perfekt artikuliert und grammatisch komplex, in der jeweiligen Situation meist wenig Bedeutung haben. Diese Eigenart ist als »verzögerte Echolalie« bekannt: Satzteile und Sätze werden einige Zeit, nachdem sie zu hören waren, wiederholt. Lucy hat Sprechen und Sprache nicht im normalen Alter erworben, und aus diesem Grund war sie bei einer sprachtherapeutischen Einrichtung zur Untersuchung vorgestellt worden, wo man vermutete, daß sie eine ungewöhnliche Sprachstörung hätte. Erst als sie über vier Jahre alt war, wurde der Autismus diagnostiziert.

Das zweite Kind, David, jetzt 6½ Jahre alt, ist ebenfalls attraktiv. Er ist ein lächelndes und zufriedenes Kind, mit einem Blick, der oft nichts fixiert. Sein Blick ist flüchtig, sofern er nicht auf Gegenstände gerichtet ist, die ihn interessieren. Diese Objekte reichen von Fernseh- und Videobildschirmen bis zu unbedeutenden Details von Bildern in Büchern, die er mit großem Vergnügen genau betrachtet. Seine körperliche Entwicklung schien normal zu sein, obwohl bestimmte sonderbare Eigenheiten, wie der Zehengang, beobachtet wurden, als er etwa drei Jahre alt war. Heute macht er einen körperlich unreifen Eindruck. Wegen seiner Gewohnheit, an der Zunge zu saugen und ständig seine Hände zu verdrehen und mit ihnen zu wedeln, bietet er ein sonderbares Bild, so daß er in einer Gruppe von normalen Kindern auffällig sein würde. Während Lucy gegenüber Körperkontakt gleichgültig ist, bemüht sich David um Liebkosungen seiner Mutter und muß davon abgebracht werden, jeden entblößten weiblichen Körperteil zu berühren und zu befühlen, ebenso davon, mit begeisterter Aufmerksamkeit auf bestrumpfte Beine zu starren. Außer den beschriebenen Interessen und einer gewissen Bereitschaft, Puzzles zu

Ende zu legen, ist er nicht willens, an irgendeiner sinnvollen Aktivität teilzunehmen; sein »Herumlungern« steht im Gegensatz zu Lucys ständiger Aktivität. Er zeigt kein Bewußtsein für Gefahren, und wenn er in den Park mitgenommen wird, kann es leicht passieren, daß er wegläuft, sofern er nicht ständig streng beaufsichtigt wird. Problematisch ist weiterhin seine Weigerung, die Toilette im Stehen zu benutzen, und seine Neigung, nur eine sehr begrenzte Auswahl von Nahrungsmitteln zu essen. Wenn jemand zu ihm spricht, antwortet er manchmal und manchmal nicht. Im allgemeinen benutzt er die Sprache nicht, obwohl er in der Lage ist, Wörter und Satzteile hervorzubringen, meist, um seine Bedürfnisse auszudrücken. Er ist an Kommunikation nicht interessiert, murmelt aber vor sich hin und gibt manchmal ohne erkennbaren Grund Schreie von sich. Gelegentlich bringt er kurze, unpassende und sinnlose Äußerungen hervor, aber das geschieht selten und reicht keineswegs an Lucys Ausdrucksvermögen heran. In Verbindung mit dieser abweichenden Entwicklung und diesem abnormem Verhalten sind Davids Lernfähigkeiten (oder kognitive Fertigkeiten) sehr begrenzt; sie unterscheiden sich nicht von den Einschränkungen eines jeden anderen Kindes mit schweren Lernschwierigkeiten.

Unsere Beschreibung der besonderen Merkmale von Lucy und David beleuchten die äußerst unterschiedliche Wesensart des Autismus. Obwohl die Diagnose die verwirrende Struktur der verschiedenen Entwicklungsprobleme klären kann, ist jedes autistische Kind auf seine eigene Weise autistisch. Tatsächlich sind diese Kinder ebenso individuelle Personen wie normale Kinder. Im Kapitel 2 werden wir die Auffassung diskutieren, daß es unterschiedliche Schweregrade des Autismus gibt. Die unterschiedlichen Profile bei Lucy und David werden dann einen besseren Sinn ergeben.

2. Die Geschichte des Autismus

Um den Autismus zu verstehen, ist es nötig, seine Geschichte zu betrachten. Er wurde erstmals von Kanner 1943 beschrieben. Kanner führte eine Anzahl von Merkmalen auf, die, nach der Theorie, geeignet sein sollten, Kinder mit dieser Behinderung zu erkennen. Sein Gebrauch des Begriffs »autistisch« verursachte von Anfang an eine gewisse Verwirrung, weil dieser Begriff vorher in Verbindung mit dem Rückzug in die Phantasiewelt verwendet worden war, wie ihn Schizophrene zeigen. Zu jener Zeit schien der Autismus Kinder von gebildeten Eltern aus höheren sozialen Schichten zu treffen; aber dies ist wahrscheinlich keine klinische Tatsache, sondern die Folge der erhöhten Neigung dieser Eltern, eine Beratung zu suchen.

Es lohnt sich, Kanners diagnostische Kriterien aufzuzählen, weil sie immer noch von Bedeutung sind und die Behinderung in ihrer »klassischen« Form zeigen:

1) Eine Unfähigkeit, Beziehungen aufzubauen.
   Das bedeutet, daß ein autistisches Kind Schwierigkeiten im Umgang mit anderen Menschen und größeres Interesse an Gegenständen als an menschlichen Wesen zeigen wird.
2) Verzögerung in der Entwicklung der Sprache.
   Obwohl einige autistische Kinder stumm bleiben, erwerben andere die Sprache, aber fast immer wesentlich später als Kinder mit normaler Entwicklung.
3) Nicht-kommunikativer Gebrauch der gesprochenen Sprache.
   Damit wird eine Besonderheit beschrieben, die für autistische Kinder charakteristisch ist. Obwohl sie über die passenden Wörter verfügen, haben sie Schwierigkeiten, diese in einer sinnvollen Unterhaltung zu benutzen.

4) Verzögerte Echolalie.
   Damit ist die Tendenz zur Wiederholung von Wörtern und Wortverbindungen gemeint, die bei autistischen Kindern weit verbreitet ist.
5) Vertauschung von Pronomen.
   Das bedeutet einfach, daß die Kinder »du« für »ich« einsetzen. Zum Beispiel: Eltern:»Möchtest du einen Keks?« Kind: »Du möchtest einen Keks!«
6) Ständig wiederholtes und stereotypes Spiel.
   Im typischen Fall ist das Spiel autistischer Kinder sehr begrenzt. Sie neigen dazu, ein und dieselbe Aktivität zu wiederholen, und gelangen nicht auf die Stufe des phantasievollen, vorstellenden Spiels.
7) Widerstand gegenüber Veränderungen.
   Damit wird der starke Widerstand vieler autistischer Kinder gegenüber Veränderungen in ihrer Umwelt und im Ablauf des Tagesgeschehens beschrieben.
8) Gutes Tatsachengedächtnis.
   Viele autistische Kinder zeigen bemerkenswerte Leistungen im Behalten und Auswendiglernen.
9) Normale körperliche Erscheinung.
   Es war dieses letzte Merkmal, das Kanner zu der Meinung veranlaßte, autistische Kinder hätten unterschiedslos eine normale Intelligenz – ein Eindruck, der erst verhältnismäßig spät widerlegt wurde.

Kanner verringerte später diese Symptome auf zwei zentrale Eigenschaften:
1) Beharren auf Unveränderlichkeit der täglich wiederholten Routinehandlungen.
2) Extreme soziale Isolation, die innerhalb der ersten zwei Lebensjahre beginnt.

Diese Einschränkung erzeugte noch mehr Verwirrung, weil viele Kinder die für den Autismus typische Struktur von Schwierigkeiten zeigten, aber nicht diese beiden Kriterien, mit denen nur Fälle des klassischen Autismus gefunden wurden.

Etwa zur gleichen Zeit entdeckte ein österreichischer Psychiater, Hans Asperger, unabhängig von Kanner bei einer Gruppe von

Jugendlichen eine Struktur abnormen Verhaltens, für die er die Bezeichnung »autistische Psychopathie« wählte – worunter er eine Abnormität der Persönlichkeit verstand. Da Asperger während der Kriegsjahre und in deutsch schrieb, wurde seine Arbeit, die viele detaillierte klinische Beschreibungen enthielt, weniger bekannt und nicht völlig verstanden. Tatsächlich haben einige Autoren, die das Deutsche beherrschen, darauf hingewiesen, daß Asperger und Kanner beide dieselbe Behinderung beschreiben. Digby Tantam (1988) hat in seiner Veröffentlichung »A Mind of One's Own«, herausgegeben von der National Autistic Society, ausgeführt, daß es eine Untergruppe »autistischer Leute gibt, die gesellig, sehr ungeschickt und sprachlich gewandt sind, sowie über hochentwickelte Spezialinteressen verfügen.« Er benutzt den Begriff »Asperger-Syndrom«, um Personen mit dieser Struktur von Eigenschaften zu bezeichnen. Nach unserer Erfahrung hat sich der Begriff als eine nützliche Abkürzung zur Beschreibung autistischer Personen mit höherer Befähigung bewährt. Aber die Debatte über die subtilen Unterschiede zwischen den beiden Behinderungen ist noch nicht beendet. Die Veröffentlichung »Autism and Asperger Syndrome« von Uta Frith (1991) wird wenigstens einige dieser Fragen klären.

Im Lauf der Zeit haben andere Forscher andere Kriterien zusammengestellt; einige Jahre lang war es üblich, die Diagnose Autismus zu stellen, indem geprüft wurde, ob eine Mindestzahl von Symptomen vorhanden war oder nicht. Die Schwäche eines solchen Systems ist offensichtlich. Es könnte vorkommen, daß ein Kind 8 von 9 Punkten erreicht, obwohl es als »nicht autistisch« bezeichnet werden müßte. In den letzten Jahren sind die Forscher aber zu einem besseren Verständnis der Behinderung gelangt, und eine Methode, die dem Alltagsverständnis mehr entspricht, setzt sich auch unter Klinikern durch.

Professor Michael Rutter (1984, 1985) vom (Londoner) Institute of Psychiatry hat wesentlich zum Verständnis sowohl des Autismus als auch der Sprachbehinderung beigetragen und den Weg zu einer schlüssigeren Sichtweise dieser Behinderung gezeigt. Obwohl auch er diagnostische Punkte aufführt, sind sie umfassender definiert. Er berücksichtigt Unterschiede in der Intelligenz und führt aus, daß der IQ bei autistischen ebenso wichtig wie bei nicht-autistischen Kindern ist. Diese Feststellung war wichtig, weil sie eine Abkehr von Kanners Annahme bedeutet, daß autistische Kinder ohne Unterschied eine normale Intelligenz hätten.

Dr. Elisabeth Newson von der Universität Nottingham hat Rutters Kriterien erweitert. Während Kanner auf eine »verzögerte und abweichende Sprachentwicklung« hinwies, sprach sie von einer »Beeinträchtigung in allen Kommunikationsarten«, womit also Mimik und Gestik einbezogen sind.

Sowohl Rutter als auch Newson nahmen Kanners Hinweise auf »das Alter des Beginns« auf. Nachdem das Wesen des Autismus aber besser verstanden wird, scheint dieser Punkt heute weniger wichtig zu sein. Was Newson und Rutter als »Alter des Beginns« angesehen haben, ist möglicherweise das Alter, in dem die Behinderung des Kindes schließlich erkannt wird.

Mit der Zunahme der Kenntnisse über den Autismus hat sich gezeigt, daß der Autismus keine feststehende und klar abgegrenzte Störung wie die Masern ist, die man haben kann oder nicht, sondern aus einem Spektrum von Schwierigkeiten besteht, mit verschiedenen Mustern möglicher Symptome.

Nach unserem Gefühl ist die deskriptive Definition von Dr. Lorna Wing, früher am Medical Research Council Social Psychiatry Unit (Rat für medizinische Forschung, Abteilung für soziale Psychiatrie) tätig, die sinnvollste Lösung dieses vielschichtigen Problems. Zusammen mit ihrer Kollegin Dr. Judith Gould (1976, 1979) führte sie eine epidemiologische Untersuchung bei Kindern durch, die 1979 in einem bestimmten Teil Londons wohnten. In diese Studie nahm sie jedes Kind mit autistischen Merkmalen auf, außerdem alle Kinder mit schwerer geistiger Behinderung. Aus dieser Untersuchung folgerten die Autorinnen, daß das zentrale Defizit beim Autismus *sozialer* Art ist. Während ein geistig behindertes Kind soziale Fähigkeiten besitzt, die seinem Entwicklungsalter entsprechen, wird ein autistisches Kind, unabhängig von seiner intellektuellen Fähigkeit, beobachtbare soziale Beeinträchtigungen haben. Diese Schwierigkeiten, in drei unterschiedlichen Bereichen erkennbar, wurden als »Triade von Schädigungen der sozialen Interaktion« beschrieben. Wing (1988) hat in ihrer neuesten Arbeit, die den Entwicklungsverlauf der ursprünglich erfaßten Kinder (die jetzt das Jugendalter erreicht haben) verfolgt, die Ansicht unterstrichen, daß der Autismus ein Kontinuum darstellt. Das bedeutet, daß es keine klar definierte Grenze der Störung gibt. Das Kontinuum kann all die sonderbaren und atypischen Kinder einschließen, denen die Kliniker ständig begegnen und die nicht genau dem klassischen Bild des Autismus entsprechen, das Kanner beschrieben hat. Soziale Defizite sind ausnahmslos auch von anderen Forschern erwähnt worden. In der Arbeit von Wing und Gould sind sie als die im Rahmen dieser Behinderung zentralen Beeinträchtigungen hervorgehoben worden.

Die drei Aspekte der Triade sind:
1) Eine Beeinträchtigung der sozialen Beziehungen.
2) Eine Beeinträchtigung der sozialen Kommunikation.
3) Eine Beeinträchtigung des sozialen Verständnisses und der Vorstellungsfähigkeit.

Jeder dieser Bereiche muß genauer untersucht werden, und wir haben deshalb, der Klarheit zuliebe, weiter unten die Symptome oder Niveaustufen auf dem von Lorna Wing vorgeschlagenen Kontinuum aufgelistet. Die Kriterien mit den niedrigeren Zahlen beschreiben die stärker behinderten Kinder. Die autistischen Kinder mit höheren Fähigkeiten sind an den Beschreibungen zu erkennen, die jeweils durch die Zahl 4) gekennzeichnet sind. Man sollte aber immer daran denken, daß die angeführten Niveaustufen willkürlich festgelegt wurden und in der Praxis autistische Kinder auf allen Stufen des Autismus-Kontinuums zu finden sind.

Beeinträchtigung der sozialen Beziehungen:
1) Sondert sich von anderen Menschen ab und bleibt ihnen gegenüber gleichgültig.
2) Duldet die Annäherung anderer Menschen (passiv).
3) Nähert sich selbst anderen Personen, aber in einseitiger Weise und aufgrund seltsamer und ungewöhnlicher Interessen, zum Beispiel für Eisenbahnfahrpläne, Staubsauger, Desinfektionsmittel, für Toiletten, Röntgenbilder, zerbrochene Parkbänke usw.
4) Stellt soziale Kontakte her, hat aber nur ein begrenztes Verständnis für die subtilen Regeln des sozialen Verhaltens.

Beeinträchtigung der sozialen Kommunikation:
1) Hat überhaupt nicht den Wunsch, mit anderen zu kommunizieren.
2) Beschränkt die Kommunikation auf die Mitteilung eigener Bedürfnisse.
3) Gibt Kommentare ab, die aber kein Teil einer sozialen Interaktion und oft im sozialen Zusammenhang bedeutungslos sind.
4) Spricht ziemlich viel, aber ohne Rücksicht auf die Reaktionen der Zuhörer, und führt kein wechselseitiges Gespräch.

Beeinträchtigung des sozialen Verständnisses und der Vorstellungsfähigkeit:
1) Ahmt nicht nach und spielt nicht symbolisch.
2) Imitiert die Aktionen anderer Menschen, aber ohne Verständnis ihrer Bedeutung und ihres Zweckes.
3) Spielt eine Rolle wiederholt und auf stereotype Art, aber ohne Variation oder Einfühlung.
4) Weiß, daß in den Köpfen anderer Menschen etwas vorgeht, hat aber kein Mittel, um zu entdecken, was dies sein mag. (Wenig beeinträchtigte Menschen mit Autismus scheinen die Fähigkeit zu besitzen, die Gefühle anderer zu erkennen, aber dies ist eingeübt und beruht nicht auf spontanem Mitgefühl).

Wing verbindet die Abnormitäten des Verhaltens, die bei autistischen Kindern zu beobachten sind, mit diesen Niveaustufen des sozialen Lebens. Während Kinder mit niedrigerem Entwicklungsstand häufig abnorm auf sensorische Reize reagieren, was von merkwürdigen Bewegungen wie einem Wedeln mit den Armen begleitet wird, haben die weniger Behinderten oft eine Spezialfähigkeit, die über dem Niveau ihres Lebensaltes liegt.

Wie sich die Triade praktisch auf die Entwicklung des Kindes auswirkt, wird klarer, wenn wir die diagnostische Untersuchung autistischer Kinder im Kapitel 5 beschreiben und diskutieren. Im Entwicklungsverlauf der Störung kommt es immer wieder zu Verbesserungen und Veränderungen. Zum Beispiel kann ein sozial isoliertes Kind soziale Fähigkeiten passiver Art erreichen, und das passive Kind kann, wenngleich auf sonderbare Art, sozial zugewandter werden. Es ist notwendig, die Unterschiede zwischen gestörtem und unreifem sozialem Entwicklungsstand zu klären. Während Kinder mit gestörter Sozialentwicklung einige oder alle der beschriebenen Abnormitäten zeigen, wird das sozial unreife Kind eher ein normales Profil aufweisen, das seinem allgemeinem Entwicklungsniveau entspricht und nicht seinem Lebensalter.

Wing hat auch einen Beitrag zur Debatte über die Existenz des Asperger-Syndroms vorgelegt. Sie hat eine Untergruppe von Personen beschrieben, die

1) naive und unpassende soziale Annäherungen versuchen,
2) eng umschriebene Interessen haben,
3) schwache motorische Koordination zeigen,
4) langatmige, sich immer wiederholende Reden führen,
5) kein Gefühl für selbstverständliche Tatsachen und Regeln haben.

Es hat umfangreiche Erörterungen darüber gegeben, was dem variationsreichen Bild zugrunde liegt, das der Autismus bietet. Warum ist ein Kind, das nur wenige der Kannerschen Merkmale zeigt, autistisch? Was hat ein solches Kind mit einem anderen gemeinsam, dessen Behinderung sichtbarer und schwerer ist? Gibt es eine Gemeinsamkeit, was ist das Bindeglied?

Uta Frith, Forschungspsychologin am Medical Research Council Cognitive Development Unit (Rat für medizinische Forschung, Abteilung für kognitive Entwicklung) hat in ihrem kürzlich veröffentlichten Buch mit dem Titel »Autism, Explaining the Enigma« (1989)[1] einen bemerkenswerten Beitrag zur Beantwortung dieser Fragen vorgelegt. Es ist sehr befriedigend, feststellen zu können, daß sich unsere zwei Jahrzehnte lange klinische Erfahrung – mit der Beobachtung und Beurteilung von Dutzenden autistischer Kinder – auf das theoretische Modell beziehen läßt, das sich aus ihrer Forschung ergibt. Ihre experimentelle Arbeit beruht auf Premacks »Theory of Mind«. Damit wird die Fähigkeit bezeichnet, anderen Personen geistige Zustände zuzuschreiben. Frith behauptet, daß es genau diese Fähigkeit zur »Mentalisierung« ist, die autistischen Menschen fehlt. Wir werden auf dieses Defizit in späteren Kapiteln eingehen, wenn wir die praktischen Aspekte der Beurteilung autistischer Kinder beschreiben. Der

1 Deutsche Übersetzung: Frith, Uta (1992).

letzte Abschnitt von Friths Buch faßt einfach und klar zusammen, was Eltern und Fachleute, die Erfahrung mit dem Autismus haben, unmittelbar bestätigen werden:

> »Um die zentralen Merkmale zu identifizieren, mußten wir hinter die Oberfläche der Symptome sehen. Als wir das taten, konnten wir den roten Faden erkennen, der die empirischen Tatsachen miteinander verbindet. Es ist die Unfähigkeit, Informationen in einer Weise zusammenzufassen, daß sich daraus zusammenhängende und sinnvolle Theorien ableiten lassen. Es besteht (beim Autismus) ein Mangel in der grundlegenden Fähigkeit, die Welt als sinnhaft zu erleben. Gerade diese spezielle Schwäche in der Mechanik des Bewußtseins kann die wesentlichen Merkmale des Autismus erklären. Wenn wir diese Tatsache aus dem Auge verlieren, dann verlieren wir auch den Blick auf die gesamte Struktur.«

Nachdem wir den historischen Hintergrund der Auseinandersetzung mit dem Autismus von 1943 bis zum heutigen Tag beschrieben haben, ist es angebracht, kurz auf die Gründung der National Autistic Society in unserem Land einzugehen. Die Motive zur Gründung einer solchen Gesellschaft kamen ursprünglich von einer Gruppe von Eltern mit autistischen Kindern. 1987 feierte die Gesellschaft ihr 25jähriges Jubiläum. Eines ihrer ursprünglichen Ziele war die Gründung von Schulen für autistische Kinder, die 1962 aus den wenigen Einrichtungen ausgeschlossen waren, die von den Erziehungs- und Gesundheitsbehörden für behinderte Kinder bereitgestellt wurden. Die National Autistic Society kam zu der Überzeugung, daß kein autistisches Kind aus diesen Schulen ausgeschlossen werden dürfe. Die Schulen der Gesellschaft bestehen weiterhin; sie befinden sich in verschiedenen Teilen des Landes und sind, obwohl ihr Angebot nicht überall dasselbe ist, ein Modell sowohl für das unterrichtliche Vorgehen als auch für die Bewältigung der damit verbundenen Verhaltensschwierigkeiten. Im Laufe der Jahre haben diese Schulen bei einzelnen Kindern viel Erfolg gehabt. Ihre Arbeit wird fortgesetzt, ungestört von der Neugierde der Medien, wobei Standards der pädagogischen Arbeit entstehen, die internationale Anerkennung finden. Der Mangel an nachschulischen Einrichtungen für ältere Kinder und junge Erwachsene macht der National Autistic Society Sorgen, und sie unternimmt Schritte, um diese Situation zu verbessern.

Die Bedeutung der National Autistic Society ist im Lauf der Jahre gewachsen, aber sie bleibt eine Eltern-Organisation. Infolge eines neuerwachten Interesses an »alternativen« Behandlungen des Autismus akzeptiert es die Gesellschaft, daß sie mitwirken muß, wenn Behauptungen von Befürwortern solcher Methoden beurteilt werden sollen. Diese Beurteilungen informieren die Eltern über alle möglichen Vorzüge, ebenso über die Nachteile (zum Beispiel im Hinblick auf die Lage, die Kosten und die möglichen Auswirkungen auf andere Geschwister in der Familie). Die einzelnen Methoden werden in Kapitel 10 »Nachtrag: Alternative Behandlungen und Heilmethoden für den Autismus?« dargestellt.

Ebenso wie sie die Bildung lokaler Gruppen unterstützt, organisiert die Gesellschaft Konferenzen und Studientage sowohl für Eltern als auch für Fachleute. Zusätzlich veröffentlicht sie Bücher, Zeitschriften und Berichte, außerdem ein regelmäßig erscheinendes Informationsblatt. Sie bietet einen Informationsdienst und fordert ein besseres Wissen und größeres Verständnis für den Autismus. Kürzlich hat sie das Asberger's Syndrom Support Network gegründet, das sich auf die besonderen Probleme autistischer Menschen mit höheren Fähigkeiten konzentriert. Die Society at Sunderland Polytechnic hat eine Sammlung von Publikationen und Forschungsinformationen eingerichtet. Ein Schriftenverzeichnis steht zur Verfügung; es ist vor allem für Fachleute auf dem Gebiet des Autismus bestimmt. Es wird aber auch Eltern möglich sein, diese Informationen zu erhalten. Eine sehr willkommene Ausdehnung der Dienste der National Autistic Society bedeutet die Entscheidung, ein diagnostisches Zentrum zu gründen – eine dringend benötigte Einrichtung für den Aufbau und die Erweiterung eines speziellen diagnostischen Wissens über den Autismus.

Es hat zwei von der Regierung geförderte Forschungsprojekte gegeben, die Methoden der Hilfe für autistische Kinder und junge Erwachsene sowie deren Wirkungen untersucht haben. Das erste aus dem Jahre 1984 beschäftigte sich mit der Situation befähigterer autistischer Menschen in der Gesellschaft. Das zweite, das zur Zeit, da dieses Buch geschrieben wird, noch läuft, hat die weitergehende Aufgabe, »die gegenwärtig für autistische Kinder und Erwachsene verfügbaren Einrichtungen zu beschreiben, die von öffentlichen und privaten Trägern in England und Wales angeboten werden, und um im Detail einige der Methoden zu untersuchen, die bei bestimmten Problemen des Autismus eingesetzt werden.« Das letztere Projekt wird vom Child Development Research Unit (Abteilung zur Erforschung der kindlichen Entwicklung) an der Universität von Nottingham durchgeführt. Die Arbeitsgruppe hat bereits eine Schrift erarbeitet, die den Titel »Autistic Children in Ordinary Mainstream Schools« (Autistische Kinder in Regelschulen) trägt. Es ist zu hoffen, daß weitere, ebenso informative Berichte folgen werden.

Natürlich unterscheiden sich die Einstellungen zur Diagnose und die Bereitstellung von Hilfen von Land zu Land beträchtlich. Es gibt zwei international gebräuchliche, standardisierte Klassifikationssysteme für psychiatrische Erkrankungen und Beeinträchtigungen. Beide enthalten Abschnitte über autistische Störungen. Jedes wird nach einigen Jahren auf den neuesten Stand gebracht. Eines wird von der American Psychiatric Association herausgegeben und heißt »Diagnostic and Statistical Manual of Mental Disorders (DSM)«. Seine letzte Fassung ist die dritte, überarbeitete Ausgabe (DSM-III-R).[2] Das andere System ist von der World Health Organisation ausgearbeitet worden und heißt »International Classification of Diseases (ICD).« Es umfaßt sowohl körperliche als auch psychiatrische Störungen. Die letzte Ausgabe ist die zehnte (ICD-10).[3]

Die wichtigen Änderungen in den Abschnitten, die sich in den aufeinander folgenden Ausgaben dieser Klassifikationssysteme mit autistischen Störungen befassen, verdeutlichen die Änderungen in der Auffassung vom Wesen des Autismus und die fortgesetzte Debatte über die Diagnose. Die letzten Fassungen beider Systeme berücksichtigen Untergruppen autistischer Störungen, die sich auf einen größeren Bereich erstrecken als der klassische Autismus, und den beide »Pervasive Development Disorders (PDD)« (tiefgreifende Entwicklungsstörungen) nennen. Sie entsprechen ungefähr dem Kontinuum von Störungen, aus dem Wings »Triade sozialer und kommunikativer Beeinträchtigungen« besteht. Da es im Interesse von Forschern liegt, Untergrup-

2 Deutsche Übersetzung: American Psychiatric Association (1989).
3 Deutsche Übersetzung: World Health Organization (1991).

pen innerhalb des autistischen Kontinuums zu untersuchen und sorgfältig voneinander abzugrenzen, kann es zu einer Vermehrung von Bezeichnungen kommen, was wahrscheinlich eher zur Verwirrung als zur Klärung der Diagnose beiträgt. Es ist deshalb wichtig, die sozialen und kommunikativen Störungen in allen Entwicklungsbereichen zu erfassen, und erst danach die spezielle Struktur von Fähigkeiten und Beeinträchtigungen des einzelnen Kindes.

3. Was verursacht den Autismus?

Wir hoffen, daß die Beschreibung der Entwicklungen im Verständnis des Autismus, wie wir sie im letzten Kapitel umrißhaft gegeben haben, den Leser in die Lage versetzen wird, die Verschiedenartigkeit und die subtilen Besonderheiten der Behinderung zu erkennen. Wir wissen, daß ein medizinisches Modell, das Autismus als eine Krankheit definiert, wahrscheinlich keine Hilfe ist. Statt dessen halten wir es für besser, den Autismus als eine sozio-pädagogische Störung anzusehen. Das ermutigt dazu, diesen Begriff im sozialen Zusammenhang zu verwenden und nicht als ein starres Etikett. Nach unserer Auffassung wäre es kein Gewinn, auf den Begriff überhaupt zu verzichten, denn er kennzeichnet ein nützliches Bezugssystem, das dazu beiträgt, eine Gruppe von Kindern mit ungewöhnlichen und verschiedenartigen Entwicklungsstrukturen zu erkennen und zu verstehen.

Seit Kanners (1943) Zeit sind viele Theorien vorgeschlagen worden, die den Autismus und seine möglichen Ursachen erklären sollten. Zunächst wurde angenommen, daß die Eltern die Schuld treffen würde, besonders die Mütter, die dafür verantwortlich seien, daß ihr Kind nicht genügend Liebe und gefühlsmäßige Zuwendung erfahren habe. Oft benutzte Ausdrücke waren »Kühlschrankmutter« und »kalte intellektuelle Eltern«. Glücklicherweise sind solche schlecht begründeten und problematischen Ansichten in Mißkredit geraten, nachdem sowohl klinische Erfahrungen als auch Forschungsergebnisse ihnen widersprachen. Kürzlich haben sie aber, durch eine ähnliche Hypothese unterstützt, wieder an Boden gewonnen: durch eine Annahme, die auf einer Theorie beruht, die 1972 von Tinbergen und Tinbergen vorgebracht wurde. Diese Autoren behaupten, daß der Autismus durch den Zusammenbruch des Bindungsprozesses zwischen Mutter und Kind entsteht und daß diese Theorie als Grundlage einer Heilbehandlung dienen kann. Diese Idee wurde mit großen Enthusiasmus von der amerikanischen Psychiaterin Dr. Martha Welsh aufgegriffen. Sie führte eine Methode ein, die unter der Bezeichnung »Haltetherapie« bekannt geworden ist. Dabei handelt es sich nicht, wie wir es zunächst verstanden hatten, um einen liebevollen und zärtlichen Dialog, sondern um ein erzwungenes Festhalten des Kindes durch die Mutter, das auch gegen den Widerstand des Kindes mit Gewalt durchgeführt wird, so daß es meist zu einem anstrengender Kampf mit viel Weinen und Geschrei kommt.[1] Das Prinzip der Haltetherapiesitzungen, die wir als Video-Aufnahme gesehen haben, schien uns quasi-religiös zu sein, und der Eifer, der dabei zutage trat, bereitete uns beträchtliches Unbehagen. Wir können uns nicht vorstellen, wie eine solche »Therapie« eine Behinderung wie den Autismus, wie es behauptet wird, heilen kann. Da die Vertreter dieser Therapie kaum etwas unternommen haben, ihre Methode genau darzustellen und zu bewerten, liegen wenig Beweise für ihre Behauptungen vor, und diese kann man nur als anekdotisch bezeichnen. Es gibt genügend wissenschaftliche Ergebnisse, wonach in der mittleren Kindheit, von etwa sechs Jahren bis zur Adoleszenz, viele autistische Kinder beträchtliche spontane Besserungen zeigen. Autistische Züge können zurückgehen, während sich Fortschritte in der sozialen Entwicklung, in der Sprache und in den Kulturtechniken einstellen (siehe Anhang 1: Fallstudien). In der freundlicheren und weniger aggressiven Umwelt von Schulen mit Erfahrung und Verständnis erhalten autistische Kinder die Möglichkeit, ihr volles Potential auf einer realistischen Grundlage zu entwickeln. Dramatische Heilerfolge werden ausbleiben; denn wie groß die Fortschritte auch sein mögen, die zugrundeliegenden Kerndefizite bleiben doch bestehen und müssen in die Betrachtung einbezogen werden. Wenn wir später auf die unterschiedlichen Aspekte des autistischen Kontinuums näher eingehen, müßte klarwerden, warum die simple und unwissenschaftliche Festhaltemethode schlecht begründet und unangemessen ist. Allerdings haben wir im Lauf der Jahre mehrere Mütter gefunden,

1 Eine deutschsprachige Darstellung der »Festhaltetherapie«: Prekop, I. (1986).

die trotz aller Beweise des Gegenteils an der Meinung festhielten, die autistische Behinderung ihres Kindes sei durch sie, die Mutter, verursacht. Frauen mit solchen Gefühlen einer untilgbaren Schuld fühlen sich wahrscheinlich von dieser Theorie stärker angezogen und lassen sich von ihrer Überzeugung durch keinerlei Überlegungen abbringen.

Die Haltetherapie ist nur eine von mehreren sogenannten Heilmethoden für den Autismus, die von Zeit zu Zeit in den Medien präsentiert werden. Da keine von ihnen bestätigt worden ist, erscheint es uns weder nützlich noch angebracht zu sein, sie gründlich darzustellen. Wir wollen sie im letzten Kapitel dieses Buches kurz beschreiben.

Verständlicherweise sind Eltern an allem interessiert, was ihnen neue Hoffnung gibt, wie dürftig die Beweise auch sein mögen. Aber sie sollten trotzdem aufgefordert werden, eine skeptische Haltung zu bewahren, bis beweiskräftige Ergebnisse zu realistischen Erwartungen führen. Alle heute verfügbaren Informationen weisen mit Nachdruck darauf hin, daß die Ursachen des Autismus biologischer Art sind. Im Gegensatz zu Kanners ursprünglicher Annahme haben epidemiologische Untersuchungen nachgewiesen, daß der Autismus Kinder aus allen Schichten der Gesellschaft trifft, wobei intellektuelle oder sozio-ökonomische Faktoren oder die ethnische Herkunft keine Rolle spielen.

Die National Autistic Society hat festgestellt, daß die Häufigkeit des Autismus bei klassischen Fällen 4 oder 5 pro 10000 und 17 pro 10000 für sehr ähnliche Behinderungen ist, die ähnliche Hilfen erfordern. Diese Zahlen sind höher als frühere Schätzungen, die in der Literatur zitiert werden. Aber in jüngster Zeit haben Forscher, die das gesamte Spektrum autistischer Störungen untersucht haben, die Annahme geäußert, daß die Häufigkeit sogar den hohen Wert von 23 auf 10000 erreicht.

Diejenigen, die mit dem Autismus vertraut sind, werden wissen, daß es mehr autistische Jungen als Mädchen gibt. Obwohl die genauen Verhältniszahlen variieren, übertrifft die Zahl der Jungen die Zahl der Mädchen im Verhältnis 3:1 oder 4:1. Diese Tatsache ist ein weiterer Beweis, daß die Ursachen des Autismus nicht psychischer Art sind.

Neue Untersuchungen haben gezeigt, daß nicht nur die Verwandten autistischer Menschen etwas häufiger als dem Zufall zufolge autistisch sind, sondern auch, daß es in den Familien autistischer Menschen ungewöhnlich viele Personen mit Sprachstörungen, Lernschwierigkeiten und anderen leichten kognitiven Beeinträchtigungen gibt. Es sind einige Untersuchungen eineiiger und zweieiiger Zwillinge durchgeführt worden, von denen einer oder beide autistisch waren. Daraus haben sich wichtige Informationen über genetische Faktoren ergeben. Diese Zwillingsuntersuchungen ergänzend, haben Forscher auch autistische Kinder untersucht, die vor der Diagnose des Autismus adoptiert worden waren. Einige dieser Forschungsarbeiten laufen noch, und man hofft, daß das Ergebnis weitere Klarheit über die Ursachen des Autismus bringen wird.

Bereits seit einiger Zeit ist bekannt, daß bestimmte körperliche Störungen mit dem Autismus in Zusammenhang stehen. Dazu gehören Röteln der Mutter, frühkindliche Spasmen und unbehandelte Phenylketonurie. Weiterhin ist der Autismus auch mit angeborenen Störungen wie der tuberösen Scelerose, der Neurofibromatose und dem fragilen X-Syndrom verbunden. Retts Syndrom ist eine andere, neuere Ergänzung dieser Liste. Neuere Forschungen haben außerdem gezeigt, daß bestimmte Virusarten ebenso wie Röteln an der Verursachung des Autismus beteiligt sein können. Insbesondere sind das Herpes-simplex-Virus und das Zytomegalo-Virus in der Literatur erwähnt worden. Sogar Candida albicans, ein gewöhnlicher Hefepilz, ist mit dem Autismus in Zusammenhang gebracht worden. Es ist interessant, daß eine nicht geringe Zahl von Eltern über eine unerklärlich hohe Körpertemperatur oder einen vorübergehenden Hautausschlag bei ihren autistischen Kindern berichtet hat. Ist dies vielleicht ein Anzeichen für ein weiteres aktives Virus? Aufgrund neuerer Erfahrungen nehmen wir an, daß die Ursachen des Autismus zunehmen – eine Veränderung, die nicht einfach mit der zunehmenden Kenntnis dieser Behinderung erklärt werden kann. Es gibt die interessante Theorie, daß ein Virus ein Baby im Uterus infizieren kann, wobei das Kind nur minimal geschädigt wird und bei der Geburt normal erscheint. Das Virus kann aber im Kind inaktiv bleiben und erst später durch die normalen Belastungen des Lebens, etwa einen Umzug oder die Geburt eines anderen Kindes usw., aktiv werden. Diese Theorie bietet eine mögliche Erklärung für viele Berichte von Eltern, daß ihr vorher normales Kind autistisch *wurde*, nachdem es diese Erfahrungen gemacht hatte. Eine Epilepsie ist bei autistischen Kindern nichts Ungewöhnliches, obwohl manchmal der Beginn bis zum Jugendalter verzögert ist. Diese Beobachtung weist auf eine hirnorganische Dysfunktion hin und ist ein weiterer Beweis für die biologische Grundlage des Autismus. Im allgemeinen leiden schwerbehinderte autistische Kinder häufiger unter Epilepsie als Kinder am oberen Ende des Kontinuums, aber dies ist keineswegs immer so.

Etwa ein Drittel der autistischen Kinder, die in verschiedenen Untersuchungen getestet wurden, hatte ein erhöhtes Niveau des Blut-Serotonins, aber die Behandlung mit Fenfluramin, durchgeführt mit dem Ziel, dieses Niveau herabzusetzen und damit auch die autistischen Symptome zu vermindern, hat sich nicht als allgemein wirksam erwiesen und bleibt im Experimentalstadium. Eine Vitamintherapie war, ebenso wie die Behandlung mit anderen pharmakologischen Wirkstoffen wie Folsäure, Magnesium und Zink, nicht erfolgreicher. Man kann hoffen, daß die weitere Forschungsarbeit in der Zukunft zu besseren Resultaten führt.

Sehr wahrscheinlich ist beim Autismus in all seinen Formen eine Hirnschädigung oder -dysfunktion vorhanden. Offensichtlich ist bei einer schweren sozialen Störung, bei geistiger Behinderung oder körperlichen Schwierigkeiten das Ausmaß der Schädigung wesentlich umfangreicher als in Fällen mit sozialer Beeinträchtigung, aber intakten Fähigkeiten in vielen anderen Bereichen. Es hat viele Spekulationen darüber gegeben, welche Teile des Gehirns beim Autismus betroffen sind, und zu den Bereichen, denen das besondere Interesse gilt, gehört die rechte Hemisphäre; durch neuere Forschungen in den Vereinigten Staaten wurden Abnormitäten in Teilen des Kleinhirns nachgewiesen. Bisher hat man jedoch kein einzelnes Hirnareal aufzeigen können, das für den weiten Bereich der autistischen Eigenheiten verantwortlich gemacht werden kann, und so ist es viel wahrscheinlicher, daß beim Autismus mehrfache neurologische Defizite vorhanden sind.

Dr. Christopher Gillberg (1990) vom Child Neuropsychiatry Center Göteborg/Schweden hat einen ausgezeichneten und informativen Aufsatz geschrieben, in dem die interessantesten neueren Forschungen über den Autismus zusammengefaßt werden. Dieser Aufsatz ist im Abschnitt »Literatur« aufgeführt.

Vielleicht erfaßt Dr. Sula Wolff (1988) von der Universität Edinburgh die Bedeutung der unterschiedlichen ätiologischen Faktoren richtig, wenn sie feststellt, daß

»... Autismus sich entwickelt, wenn eine Hirnschädigung auf dem Hintergrund einer genetischen Prädisposition auftritt... daß der Autismus, der wahrscheinlich auf heterogenen Ursachen beruht, dann entsteht, wenn eine Anzahl von möglicherweise ziemlich allgemeinen Faktoren zusammentrifft, und daß dieses Zusammentreffen selten vorkommt und dadurch den Autismus zu einer seltenen Erscheinung macht.«

4. Probleme der Diagnose

Die National Autistic Society beschreibt den Autismus als eine geistige Behinderung – eine Feststellung, die der Klärung bedarf, weil eine kleine Zahl autistischer Menschen nicht im üblichen Sinn intellektuell behindert ist. Intelligenztests haben gezeigt, daß etwa 60% der autistischen Kinder IQ-Werte unter 50 haben, 20% zwischen 50 und 70 und nur 20% über 70. Diese 20% werden trotz ihres höheren intellektuellen Niveaus mit großer Sicherheit Schwierigkeiten in ihrer Lebensführung haben, werden Unterstützung und Verständnis von Seiten der Eltern, der Lehrer, der Therapeuten usw. brauchen – ebenso von Gleichaltrigen und sogar von Arbeitgebern, um sie in die Lage zu versetzen, das Beste aus ihren Fähigkeiten zu machen, und zwar in einer Welt, die ihre seltsamen und exzentrischen Verhaltensweisen nicht immer freundlich aufnimmt.

Als wir in den frühen 70er Jahren anfingen, uns mit dem Autismus zu beschäftigen, wurde die Bedeutung des IQ-Niveaus für die Entwicklung autistischer Kinder wenig beachtet. Tatsächlich glaubte man, daß durch intensive pädagogische Förderung die Kommunikationsbarriere durchbrochen und es dem Kind anschließend ermöglicht würde, sich normal zu entwickeln. Zwei Jahrzehnte später, in den 90er Jahren, scheint diese Überzeugung von einer charmanten Naivität zu sein und den Mangel an Wissen und Erfahrung in jener Zeit wiederzugeben. Seitdem hat das Problem des Autismus Forscher und Kliniker unablässig beschäftigt, so daß sich eine beträchtliche Menge an Informationen ergab, die bemerkenswert konsistent ist.

Es ist nicht zu übersehen, daß autistische Kinder mit niedriger Intelligenz anders erscheinen als die wenigen autistischen Kinder mit höherer oder sogar normaler Intelligenz. Im allgemeinen sind

Kinder mit schwerstem Autismus auch diejenigen, die geistig am schwersten behindert sind. Bei durchschnittlich intelligenten autistischen Kindern betrifft die Beeinträchtigung hauptsächlich sprachliche Fähigkeiten. Das hat Rutter (1984) beobachtet, der später, bei der Bewertung einer Untersuchung von Behandlungsmethoden (1985), die Feststellung traf, daß »die am meisten behinderten Kinder den geringsten Fortschritt machten, trotz des gleichen Einsatzes von Zeit und Energie der Therapeuten bei der Behandlung.«

In der Einführung haben wir auf die »oft bemerkenswerten Fertigkeiten oder Fähigkeitsinseln« hingewiesen, die autistische Kinder häufig zeigen. Obwohl es sich um einen jeweils eng umschriebenen Bereich handelt, gibt es davon viele Variationen. Dazu können Fähigkeiten im Umgang mit Puzzle-Spielen oder mit Elektrogeräten gehören, Kenntnisse von Fahrtrouten, Automarken und andere erstaunliche Gedächtnisleistungen. Manchmal sind diese Fähigkeiten überragend, wobei es erwähnenswert ist, daß der Anteil autistischer Menschen, die solche Talente zeigen, relativ hoch ist. Zu den Fähigkeiten, die am besten dokumentiert sind, gehören bildnerische und musikalische Fähigkeiten sowie Kalenderwissen (also die Fähigkeit, kalendarische Tatsachen im Gedächtnis zu behalten). Es ist eine eigenartige Erfahrung festzustellen, daß solche Fähigkeiten bei Menschen vorkommen, die sonst geistig schwer behindert sind.

Probleme mit der Diagnose des Autismus hat es offenkundig schon seit Kanners Zeit gegeben. Die Situation ist heute keineswegs befriedigend, und sie ist mit verwirrenden Widersprüchen belastet. Die Technik, die Diagnose auf einem Abzählen von Symptomen aufzubauen, haben wir in Kapitel 2 besprochen; sie hat möglicherweise viel zu dieser Verwirrung beigetragen. Uns ist bewußt, daß die Situation sich verbessert hat, nachdem die Forscher sich größtenteils von einem »Alles-oder-nichts«- oder einem »Ist-er-autistisch-oder-nicht«-Vorgehen abgewendet haben. Diese Veränderung ist aber zu vielen Klinikern noch nicht durchgedrungen, die über wenig Erfahrungen mit dieser Behinderung verfügen, deshalb bei der Diagnose unsicher sind und weiterhin an veralteten Methoden festhalten oder die autistischen Symptome nicht erkennen, besonders, wenn die Behinderung weniger schwer ist. Es sollte aber nicht vergessen werden, daß »die klassischen Fälle in ihrer Häufigkeit von Fällen mit gemischten, unklaren oder partiellen Charakteristika« weit übertroffen werden (Shea und Mesibov, 1985).

Nach unserer Ansicht ist bei der Diagnose ein deskriptives Vorgehen notwendig. Nur dann kann das volle Ausmaß des Autismus erkannt und verstanden werden. Obwohl durch die Anwendung von weniger spezifischen diagnostischen Kriterien mehr Kinder erfaßt werden, sind Störungen, die zum autistischen Spektrum gehören, vergleichsweise selten. Fachleute haben entweder die Tendenz, nicht zu glauben, daß ihnen eine seltene Behinderung vorgestellt wird, und sie deshalb nicht zu erkennen – oder sie haben so begrenzte Kenntnisse der Störung, daß sie den Autismus bei jedem Kind, das nicht die klassischen Symptome zeigt, nicht erkennen, weil es nicht der Erwartung entspricht, wie ein autistisches Kind »sein sollte«.

Zum Beispiel geschieht es besonders leicht, daß der Autismus in einer Eins-zu-eins-Situation übersehen wird, da viele autistische Kinder mit höherer Befähigung auf die Zuwendung eines Erwachsenen gut reagieren. Es ist deshalb immer anzuraten, die Kinder in einer sozialen Situation wie z.B. in der Schule oder im Kindergarten zu beobachten, wo ihre Schwierigkeiten unter normalen Altersgefährten wahrscheinlich eher hervortreten. Allerdings ist es in unserer Welt, in der Zeit und Hilfsmittel ihren Preis haben, unrealistisch, zu erwarten, daß die Fachleute ihre Kenntnisse über eine bestimmte Störung, der sie unter vielen anderen begegnen, ständig auf den neuesten Stand bringen. Trotzdem sollten die Dinge verbessert werden.

Viele der wiederkehrenden diagnostischen Probleme könnten besser bewältigt werden, wenn bei der Schulung der Fachleute das Thema »Autismus« stärker berücksichtigt würde. Offensichtlich gibt es Mängel in der Vermittlung aktueller Informationen, nicht nur bei der Fortbildung von Ärzten, sondern auch von Psychologen und Sprachtherapeuten. Paradoxerweise scheint dies nicht so sehr für die Fortbildung von Lehrern zu gelten, die Kinder mit speziellen Bedürfnissen unterrichten. Es ist eine Ironie, daß diese Lehrer gewöhnlich vom diagnostischen Prozeß ausgeschlossen werden, obwohl man von ihnen erwartet, daß sie autistische Kinder lenken und unterrichten können, sobald diese in eine pädagogische Einrichtung aufgenommen worden sind.

Forschungseinrichtungen, die über ein spezielles Wissen über den Autismus verfügen, gibt es sehr selten, und sie haben es schwer, den an sie gerichteten Erwartungen nachzukommen. Nach unserer Ansicht sollte es mehr Sonderschulen in Form von regionalen oder überregionalen Einrichtungen geben, die allen Eltern eines autistischen Kindes Anweisungen und Informationen bieten, unabhängig davon, ob das Kind in diese Schule aufgenommen werden kann oder nicht. Wo das schon geschieht, werden viele Vorteile erkennbar. Außerdem ergeben sich aus Kontakten zwischen Schulen und Forschungszentren weitere Möglichkeiten, Kenntnisse auszutauschen und zu erweitern und die Kluft zwischen der akademischen Forschung und der Erfahrung mit autistischen Kindern in der alltäglichen Routine zu überbrücken. Man sollte sich gut darüber im klaren sein, daß, sobald der Autismus diagnostiziert ist, die Arbeit aus dem klinischen in ein pädagogisches Umfeld verlagert wird. Autismus ist eine Störung, die meist keine medizinische Behandlung, wohl aber eine pädagogische Lenkung erfordert.

In Zusammenhang damit könnten Verbindungen zwischen lokalen Gesundheitsbehörden und kinderärztlichen Krankenhausabteilungen die Grundlage für eine umfassende diagnostische Teamarbeit bilden, vorausgesetzt, die Teilnehmer sind bereit, so viel von ihrer Arbeitszeit einzusetzen, wie es zur Aneignung des Spezialwissens nötig ist, und außerdem bereit, die Kinder zu sehen, wann immer es nötig ist. Obwohl nach der Theorie interdisziplinäre Untersuchungsteams schon in vielen Lehrkrankenhäusern existieren sollten, ist diese Vorstellung angesichts der realen Situation so utopisch, wie sie sich anhört. Offensichtlich fehlt es in vielen Zentren an Erfahrungen und Kenntnissen, obwohl es kein übertriebener Anspruch wäre, einen hohen Grad akademischer Gründlichkeit zu erwarten. Im November 1985 hat die National Autistic Society, die sich zunehmend der Sorgen und Frustrationen bewußt wurde, die von den Eltern ertragen werden müssen, die sich um eine Diagnose für ihr autistisches Kind bemühen, ein Merkblatt mit dem Titel »What Can the Matter be?« (»Was kann es sein?«) herausgegeben, um die Aufmerksamkeit auf dieses schwerwiegende Problem zu lenken. Die Ergebnisse der ärztlichen Konsultationen sind insofern oft sehr enttäuschend, als entweder überhaupt keine Diagnose gestellt oder das Vorliegen des Autismus energisch verneint wird.

Obwohl wir diese Situation kritisch beurteilen, müssen wir anerkennen, daß es bei der Diagnose autistischer Kinder mit höheren Fähigkeiten besondere Probleme gibt, die bei den üblichen Voruntersuchungen leicht übersehen werden. Ihre Behinderung reicht nicht aus, um vom District Handicap Team (Lokale Arbeitsguppe für Behinderungen) beachtet zu werden; stattdessen werden sie wahrscheinlich eher an eine Child Guidance Clinic (Erziehungsberatungsstelle) überwiesen. In einer solchen Einrichtung werden ihre Verhaltensprobleme häufig auf elterliche Erziehungsfehler zurückgeführt, mit dem Ergebnis, daß eine Familientherapie vorgeschlagen wird. Die Schwierigkeiten des Kindes werden als Resultat eines Zusammenbruchs der Familiendynamik angesehen und nicht als Symptome einer zugrundeliegenden biologischen Störung. Diese Fehlinterpretation hat vielen Eltern eine beträchtliche zusätzliche Belastung beschert, weil sie das Gefühl bekamen, ungerechtfertigt für die Probleme ihres Kindes verantwortlich gemacht zu werden. Aber sie sind nicht in der Lage, eine andere Erklärung zu finden, die sinnvoller wäre.

Wenn der Autismus primär als eine »Sprachstörung mit Verhaltensschwierigkeiten« angesehen wird, dann kommt es wahrscheinlich zu einer Überweisung oder Rücküberweisung zu einem Sprachtherapeuten, in der Annahme, daß die Überwindung des Sprachproblems das einzige ist, das geschehen muß. Diese Erklärung ist für die Eltern oft einleuchtend und kann von unerfahrenen Sprachtherapeuten noch unterstützt werden. Sie erkennen nicht, daß die Ursachen der Verhaltensprobleme die sozialen Schädigungen des Kindes sind. Es ist von entscheidender Bedeutung, die Sprachprobleme in diesem Kontext zu sehen, um realistische Erwartungen bezüglich der weiteren Entwicklung zu unterstützen.

Manchmal entstehen diagnostische Probleme, weil die Local Authorities (Lokalen Behörden) nicht bereit sind, die Diagnose Autismus ernsthaft in Erwägung zu ziehen. In gewisser Weise ist dies vernünftig, weil das Erziehungsgesetz (Education Act) von 1981, das später diskutiert werden soll, sich mit den Bedürfnissen des Kindes befaßt statt mit dem, was »diagnostische Etikettierungen« genannt wird. Tatsächlich wird Autismus nicht mehr als eine eigene sonderpädagogische Kategorie anerkannt. Die andere Seite der Medaille ist, daß einige Schulverwaltungen sich weigern, den Autismus als Störung anzuerkennen, weil dadurch Forderungen nach zusätzlichen pädagogischen Maßnahmen entstünden, die sie finanzieren müßten. Es ist eine interessante Tatsache, daß in Regionen, in denen es keine Angebote gibt oder keine Bereitschaft, einen Schulbesuch an einem anderem Ort zu finanzieren, der Autismus die Tendenz hat, nicht zu existieren. Aber in Regionen, in denen es Angebote und Hilfen gibt, macht es keine Schwierigkeiten, die Plätze zu füllen. Im Gegenteil, die Nachfragen übertreffen die Zahl der verfügbaren Plätze.

Es ist zu hoffen, daß der Aufbau des diagnostischen Zentrums der National Autistic Society, das bereits erwähnt wurde, die meisten, wenn auch nicht alle dieser wiederkehrenden Probleme beim Erkennen und bei der Diagnose des Autismus bewältigen wird.

Angesichts der vielen entmutigenden Hindernisse drängt sich die Frage auf, warum man sich überhaupt um eine Diagnose bemühen soll, besonders dann, wenn die Behinderung schwach ist – woran sich die weitere Frage anschließt, wer die Diagnose vornehmen soll. Was das letztere Problem betrifft, so meinen wir, daß die Fachdisziplin unwichtig ist, verglichen mit der Erfahrung des Praktikers im Bereich des Autismus. Zu den Fachleuten, die wahrscheinlich am ehesten beteiligt sind, gehören Kinderärzte, Psychiater und klinische und pädagogische Psychologen. Wenn medizinische Faktoren berücksichtigt werden müssen, liegt die Verantwortung für die Diagnose wahrscheinlich beim Kinderarzt, der als Krankenhausarzt tätig ist oder eine freie Praxis hat. Die Art und Weise, wie die Diagnose den Eltern mitgeteilt wird, ist von großer Bedeutung und wird in Kapitel 6 als Teil der Beratungsprobleme behandelt.

Es gibt viele Gründe, eine Diagnose mitzuteilen. Eltern haben das Recht zu wissen, was es mit ihrem Kind auf sich hat, und meist wollen sie es auch wissen. Nicht zu wissen, was nicht in Ordnung ist, macht sie verletzlich und unsicher und beunruhigt sie mehr, als viele Fachleute wissen. Es ist keineswegs ungewöhnlich, daß Fachleute eine Diagnose zurückhalten, weil sie der falschen Meinung anhängen, sie würden dadurch die Eltern vor Unglück bewahren. Tatsächlich kann diese Einstellung aber auf ihrer Befürchtung beruhen, mit den elterlichen Reaktionen auf die schlechten Nachrichten nicht richtig umgehen zu können und nicht in der Lage zu sein, Unterstützung anzubieten. Aber nur dann, wenn ihr Kind richtig diagnostiziert wurde, und zwar auf eine Art und Weise, die für sie sinnvoll ist, können Eltern anfangen, sich mit der Situation auseinanderzusetzen. Es ist betrüblich zu erleben, wie Eltern immer wieder immer neue Berater konsultieren, weil niemand ihnen eine Diagnose mitgeteilt hat, die sich direkt auf alle Schwierigkeiten ihres Kindes bezieht. Die Mitteilung einer Diagnose hilft, die oft widersprüchlichen Probleme des Kindes richtig zu verstehen. Eltern autistischer Kinder, bei denen keine Diagnose gestellt wurde, haben sehr oft das Gefühl, sie seien für das »schlechte« Verhalten ihres Kindes verantwortlich. Eine frühe Diagnose entlastet sie von dieser unnötigen Bürde und diesen Schuldgefühlen. Außerdem werden dadurch eher eine gute Erziehung und passende Behandlung gefördert und der Zugang zu Hilfsorganisationen, sozialen Diensten und staatlichen Unterstützungen erleichtert. Mit der richtigen Diagnose findet sich, wenn die Zeit dafür gekommen ist, wahrscheinlich eher diejenige Art des Schulunterrichts, die dem Kind entspricht und die erfolgreich ist. Außerdem setzt eine sinnvolle Diagnose die Eltern in die Lage, rechtzeitig Pläne für die Zukunft zu machen.

Als Beweis für die Richtigkeit dieser Ansichten haben wir ein Erlebnis im Sinn, das wir hatten, als wir aufgefordert wurden, ein kleines Kind zu beurteilen, das regelmäßig von einem Team aus Fachleuten verschiedener Disziplinen in einem diagnostischen Zentrum eines Kinderkrankenhauses beobachtet worden war.

Wir wurden vor der Gefahr gewarnt, die Mutter, die ihr Kind in das Zentrum brachte, zu beunruhigen, indem wir die Diagnose »Autismus« erwähnten, die, wie wir es verstanden, das Team vermutete und bestätigt haben wollte. Es war offensichtlich, daß das Kind tatsächlich autistisch war. Während unserer Unterhaltung sagte die Mutter: »Ich komme seit 18 Monaten hierher, und niemand will mir sagen, was es mit meinem Kind auf sich hat, aber ich habe einen Brief des Wohnungsamts, in dem steht, daß mein Sohn autistisch ist.« Das Schweigen gehörte offensichtlich zu einem gutgemeinten Versuch des Teams, der Familie eine bessere Wohnung zu beschaffen. Die Tatsache, daß sie davon absahen, ihre diagnostischen Schlußfolgerungen mit der Mutter des Kindes zu besprechen, war ein bedauerliches Versäumnis, was zur Folge hatte, daß die Mutter die Diagnose auf eine ungeeignete Weise erfuhr.

Es ist uns bewußt, daß es in unserer Diskussion der diagnostischen Probleme einen offensichtlichen Widerspruch gibt. Einerseits drängen wir darauf, eine Methode aufzugeben, die wir als starres System der Punktzählung und ein Alles-oder-nichts-Vorgehen beschrieben haben. Auf der anderen Seite sprechen wir ständig von »autistischen Kindern« und betonen die Bedeutung der Diagnose, was darauf hinweist, daß wir den Fehler machen, unsererseits genau dieselben Methoden zu benutzen. Wir möchten deshalb betonen, daß wir den Begriff »autistisch« in einem *umweltbezogenen* Sinn verstehen. Daraus folgt, daß wir eine große Vielfalt von Symptomen, Eigenschaften, Fähigkeiten, Intelligenzverhalten usw. erwarten. Der gemeinsame Nenner sind die zugrundeliegenden sozialen Beeinträchtigungen, die auf einem Kontinuum unterschiedlicher Schweregrade liegen.

Wenn in bezug auf den Autismus die Fachleute vom *Erkennen* (»recognition«) statt von Diagnose sprechen würden, dann könnten die Widersprüche vermindert werden und Mißverständnisse abnehmen. Ob es nun Diagnose, Erkennen oder anders genannt wird, am Ende des Tages hat der Fachmann die Aufgabe, den Eltern die Wesensart der Probleme ihres Kindes zu erklären. Die Begriffe, Kategorien oder Beschreibungen, die er verwendet, hängen von seiner Integrität, seiner Erfahrung und seinem gesunden Menschenverstand ab, da er der Fachmann ist, dem – aus welchem Grund auch immer – die Verantwortung für diese Erklärungen zugefallen ist. Wenn der Begriff »autistisch« benutzt wird, ist es immer nötig, eine detaillierte Erklärung abzugeben, was damit tatsächlich gemeint ist. Das Vorhandensein oder Fehlen bestimmter Merkmale, die mit Autismus verbunden sind, werden dann wahrscheinlich die Eltern weniger verwirren und irreführen. Viele Eltern und sogar Fachleute haben ihre Überraschung darüber ausgedrückt, daß es möglich ist, Autismus relativ leicht und in einer kurzen Zeitspanne zu erkennen. Es ist offensichtlich so, daß jeder, der eigene Erfahrungen mit dieser Behinderung gemacht hat, einen sechsten Sinn dafür entwickelt und irgendwie lernt, markante Details zu erkennen, die das Wesen der Schwierigkeiten aufzeigen und die Diagnose »Autismus« nahelegen.

Es gibt wahrscheinlich wenig Meinungsstreit über die Verwendung des Begriffs »autistisch«, wenn die Schwierigkeiten des Kindes so offenkundig sind, daß der Besuch einer Regelschule nicht in Frage kommt. Trotzdem meinen wir, daß es wichtig ist, eine schwere geistige Behinderung nicht zu übersehen, wie es leicht passieren kann, wenn man ausschließlich auf den Autismus achtet.

Das Problem ist viel komplexer, wenn es um Kinder geht, die vom Autismus nur sehr geringfügig betroffen sind, und es muß immer bedacht werden, daß diese geringfügigen Symptome in der mittleren Kindheit tendenziell abnehmen oder sogar in eine exzentrische Normalität an der äußersten Spitze des Kontinuums des Autismus auslaufen. Hier kommt es auf die Integrität des Fachmanns an. Sind die Schwierigkeiten des Kindes so gering, daß die Erwähnung des Wortes »Autismus« mehr Probleme erzeugen als lösen würde? Selbst wenn der Begriff nicht genannt wird, weil dies unpassend zu sein scheint, gehört es zu den nicht ganz leichten Aufgaben des Fachmanns, das Wesen der Probleme des Kindes zu klären, so daß die Eltern nicht länger über die langfristigen Konsequenzen im Zweifel gelassen sind. Dies wird sie in die Lage versetzen, ihrem Kind den Lebensweg zu erleichtern, und sie zu einem besseren Verständnis und mehr Akzeptanz der Behinderung ermutigen, ohne die Abnormalität hervorzuheben.

Es ist eine Tatsache, daß es Kinder gibt, allerdings wenige, die in der frühen Kindheit offene autistische Züge zeigen, aber in der weiteren Entwicklung so viele Fortschritte machen, daß sie ihre Aufgaben in einer normalen Umgebung ohne zusätzliche Unterstützungen bewältigen können. Die Schwierigkeiten, die übrigbleiben, scheinen nur noch sehr geringfügig zu sein. Die Diagnose »Autismus« sollte deshalb für die Eltern nicht immer mit der Auffassung verbunden werden, daß es keine Hoffnung mehr gibt. Die Situation ist keineswegs so starr und vorausbestimmt, wie es in einigen früheren Büchern und Aufsätzen dargestellt worden ist.

5. Den Autismus verstehen: Untersuchung des autistischen Kindes

In diesem Kapitel beginnen wir mit der Beschreibung verschiedener Aspekte des Autismus, wobei wir versuchen, ein System vorzulegen, das es möglich macht, das ganze Kind und seine individuellen Schwierigkeiten zu sehen, und ebenso, seine Fähigkeiten und sein Können zu beurteilen. Mit dieser Methode ist es möglich, die verwirrende Behinderung des Autismus mit all ihren offensichtlichen Gegensätzen zu verstehen.

Unsere frühere Schrift »Ist dies Autismus?« (Aarons & Gittens, 1987) bestand aus einer Prüfliste und einem Handbuch; sie war für die Hand von Fachleuten bestimmt, denen Kenntnisse vermittelt werden sollten, worauf sie zu achten hätten und wie die Ergebnisse zu interpretieren seien, wenn sie ein ausgewogenes Verständnis für die relativen Fähigkeiten und Defizite autistischer Kinder gewinnen wollten. Die Methode bietet ein strukturiertes System zur diagnostischen Untersuchung und beruht auf Entwicklungsgesetzen. Die Eltern müssen die Prüfliste nicht selbst bearbeiten, da sie im wesentlichen ein klinisches Hilfsmittel ist. Trotzdem benutzen wir in der folgenden Darstellung dieselben Bereiche der kindlichen Entwicklung, die in der Prüfliste als Überschriften der einzelnen Abschnitte dienen. Es sind die folgenden:

1) Medizinische Krankengeschichte und frühkindliche Entwicklung einschließlich wichtiger Hintergrundinformationen.
2) Aussehen, Verhalten und soziale Entwicklung.
3) Die Fähigkeit des Kindes zu Aufmerksamkeit und Konzentration.
4) Die Wahrnehmungsfähigkeiten des Kindes, speziell die Seh- und Hörfähigkeit, aber auch die Fähigkeiten in anderen Sinnesgebieten.

5) Die Fähigkeit des Kindes, Gegenstände in sinnvoller Weise zu benutzen und mit ihnen konstruktiv, sozial und phantasievoll zu spielen.
6) Die Fähigkeit des Kindes, Begriffe zu erfassen, was vom einfachen Zuordnen zu komplexeren Verständnisebenen reicht.
7) Das Verständnis des Kindes für Ordnungen oder Sequenzen (sowohl visuell als auch auditiv). Dazu gehören das Interesse an Rhythmus und Musik und die sonstigen Reaktionen auf diese Phänomene.
8) Das Verständnis des Kindes und sein Gebrauch der Sprache (was gesondert im Kapitel 7 behandelt wird).
9) Die intellektuelle Kapazität des Kindes und, sobald es dafür alt genug ist, seine Leistungen in der Schule (die ebenfalls als gesondertes Problem, im Kapitel 8, diskutiert werden).

Krankengeschichte und frühkindliche Entwicklung

Wir haben bereits einige der medizinischen Bedingungen aufgeführt, die bei der Suche nach den biologischen Ursachen beachtet werden sollten, weil bekannt ist, daß sie mit dem Autismus verbunden sein können. Ebenso wie über Fieberepisoden, die im Kapitel 4 erwähnt wurden, haben Eltern über Lebensmittelallergien und andere Erscheinungen berichtet, von denen viele aber anekdotisch bleiben und wissenschaftlich nicht abgesichert sind. Die Mehrheit der autistischen Kinder hatte anscheinend einen unkomplizierten Start in das Leben, und es gibt in Aufzeichnungen ihrer frühen Entwicklung nichts von besonderer Bedeutung.

Die Meilensteine der motorischen Entwicklung – Sitzen, Krabbeln und Gehen – liegen häufiger innerhalb der normalen Grenzen als außerhalb. So gibt es im ersten Lebensjahr allenfalls geringfügige Hinweise auf einen allgemeinen Entwicklungsrückstand. Durch eine detaillierte Befragung der Eltern können trotzdem eine Reihe bedeutsamer Beobachtungen entdeckt werden, die sich zum Bild einer abweichenden Entwicklung zusammenfügen, die dem erfahrenen Kliniker sehr vertraut ist. Wenige Eltern haben genaue Kenntnisse der kindlichen Entwicklung, abgesehen von den Meilensteinen der Motorik, so daß die feineren

Aspekte des Verhaltens des Kindes unbemerkt bleiben. Das ist bei der frühen Kommunikation offensichtlich. Normale Kinder, so wurde festgestellt, beginnen bereits in einem sehr frühen Alter mit einem gut koordinierten, wechselseitigen Dialog mit ihren Müttern. Ihre Bewegungen sind zeitlich so abgestimmt, daß die Mutter darauf eingehen kann, wie in einer wortlosen Unterhaltung zwischen zwei Dialogpartnern. Das ist die Grundlage für die soziale Entwicklung, und sie scheint häufig bei Babys zu fehlen, die später als autistisch diagnostiziert werden.

Einige Eltern beschreiben ein Baby, das nicht die Arme ausstreckt, um aufgenommen zu werden, trotzdem aber Körperkontakt liebt, das gern gehätschelt und gekitzelt wird und das später gern rauft und herumtobt. Manche Babys, von denen es heißt, sie seien »leicht« zu versorgen, liegen stundenlang in ihrem Bettchen und beobachten Schatten, Sonnenstrahlen und die Bewegung von Blättern. Sie interessieren sich ausdauernd für Lichter und Reflexionen.

Andere Eltern erzählen eine andere Geschichte – etwa über ein Baby, das unablässig schreit und sich nicht beruhigen läßt. Später, wenn es sich mehr umherbewegen kann, entwickelt es ein Interesse an Elektrosteckern, Schaltern und Elektrogeräten. Während sich normale Kinder sehr für das Fernsehen interessieren, sind sie gewöhnlich leicht davon abzubringen und für andere Dinge zu gewinnen. Beim autistischen Kind kann dieses Interesse ausschließlich und ausdauernd sein. Manche lernen schon in frühem Alter, das Videogerät, den Fernsehapparat, Stereoanlagen u.s.w. zu bedienen, oft ganz mühelos, was die Eltern in der Meinung bestärkt, ihr Kind sei der Normalentwicklung voraus. Manchmal verbringt ein autistisches Kind viel Zeit damit, die Rotationsbewegungen der Waschmaschine zu beobachten, oder es hat seine Freude am Gefühl von Vibrationen anderer elektrischer Geräte. Staubsauger finden oft großes Interesse. Eine weitere häufige Beschäftigung ist das Drehen der Räder von Spielzeugautos – das kleine autistische Kind wird sich immer wieder diesen Tätigkeiten zuwenden, wenn man es gewähren läßt. Konventionelles Spielzeug, das keine drehbaren Räder oder keine aufleuchtenden Lichter hat, ist dagegen von geringem Interesse. Wenn das Kind sich weiter entwickelt, dann tun es auch diese abweichenden Verhaltensmuster. Obwohl die frühen Meilensteine innerhalb der normalen Grenzen liegen, kann im ganzen das Bild einer Entwicklungsverzögerung entstehen. Das Kind, das früher auf Blätter und Schatten gestarrt hatte, betrachtet möglicherweise die Gegenstände jetzt aus einem ungewöhnlichen Blickwinkel, wobei es ausdauernd versucht, Reflexionen einzufangen oder eine andere visuelle Stimulation zu erhalten.

An dieser Stelle müssen wir betonen, daß normale Säuglinge und Kleinkinder sich ebenfalls mit vielen dieser Aktivitäten beschäftigen. Sie tun es aber nicht auf so umfassende und langdauernde Art, daß alle anderen sinnvolleren Interessen ausgeschlossen sind.

Viele kleine autistische Kinder bevorzugen ihre Eltern nicht in besonderer Weise und machen in ihrer Reaktion auf andere Menschen keine Unterschiede. Andere zeigen eine fast zwanghafte Bindung an den Vater oder die Mutter. Wieder andere bleiben gegenüber menschlichem Kontakt gleichgültig und beschränken ihre zwanghaften Bindungen auf Objekte, deren Verlust bei ihnen eine extreme Wut oder Angst auslöst, die dem Anlaß in keiner Weise entspricht. Das ist völlig anders als bei Kindern, die nicht sozial behindert sind. Auch wenn diese unter einer geistigen Behinderung leiden, sind für sie andere Menschen von größter Wichtigkeit und größtem Interesse. Es scheint, als ob autistischen Kindern schon bei der Geburt die Kenntnis, daß sie zur menschlichen Art gehören, entweder völlig fehlt oder beeinträchtigt ist. Es ist offenkundig, daß normale Kinder von der Geburt an die Fähigkeit besitzen, zu kommunizieren und bereits innerhalb der ersten Lebenswoche ein sinnvolles Bild der Welt zu entwickeln. Zweifellos muß alles, was diesen Entwicklungsprozeß stört, sehr ernsthafte und weitreichende Folgen haben. Weil ihnen die angeborene Kenntnis der Bedeutung menschlicher Wesen fehlt, ist es nicht überraschend, daß autistische Kinder oft andere Menschen wie Gegenstände behandeln. Diejenigen von ihnen, die körperlichen Kontakt lieben, benutzen die liebevollen Eltern eher als eine »Streichelmaschine«, der sie sich zuwenden, um ihre eigenen Bedürfnisse zu befriedigen. Aber wenn ihre Mutter oder ihr Vater zu ihnen zärtlich sein möchte, kann es leicht geschehen, daß sie sich wehren und abwenden.

Ähnlich ist es, wenn ein autistisches Kind etwas haben möchte. Es benutzt dann den Arm des Erwachsenen als Werkzeug oder es schiebt dessen ganzen Körper in die Richtung des gewünschten Gegenstands. Das steht im Gegensatz zu den vielfältigen Mitteln, mit denen ein normales Kind seine Bedürfnisse ausdrückt. Dies versteht sich darauf, nicht zuletzt durch Blickkontakt, durch Zeigen, durch Vokalisationen und durch andere Mittel die Beachtung des Erwachsenen zu gewinnen. Viele der anormalen Verhaltensstrukturen des autistischen Kindes sind an sich nicht von besonderer Bedeutung; es liegt an ihrer Kombination und ihrer Dauer, was auf eine abnorme Entwicklung hindeutet. Wir können die Tatsache nicht genug hervorheben, daß ein normales Kind ständig die Beachtung seiner Eltern sucht, und zwar aus anderen Gründen als zur Befriedigung der Grundbedürfnisse – wie z. B. des Nahrungsbedürfnisses –, nämlich nur mit der Absicht, seine Interessen mit anderen Menschen zu teilen. Wenn ein Kind eine solche Art des Kontakts nicht zeigt und in eingeschränkter Weise auf die Eltern reagiert, dann ist das ein Grund zur Besorgnis.

Es ist für die Eltern einfach, viele der Zeichen und Symptome, die wir beschrieben haben, zu ignorieren oder wegzuerklären. Erst wenn das Kind auf Sprache nicht reagiert und selbst keine Sprache aufbaut, machen sich die Eltern mehr Sorgen und sehen sich gewöhnlich während des zweiten Lebensjahres des Kindes veranlaßt, fachmännische Hilfe zu suchen. Sie berichten oft, daß das Kind am Ende des ersten Lebensjahres einige Worte zu sprechen begonnen habe, daß diese aber wieder verlorengegangen seien und keine Grundlage für die weitere Sprachentwicklung gebildet hatten. Andere Kinder geben nur wie ein Echo oder Papagei einige Worte wieder, die zu ihnen gesprochen werden, sind aber ebensowenig imstande, irgendwelche eigenen Äußerungen hervorzubringen.

Während die Mehrheit der Eltern, aus welchem Grund auch immer, über die Entwicklung ihres Kindes erst im Verlauf des zweiten Lebensjahres besorgt ist, gibt es andere, die schon in einem früheren Stadium das Gefühl haben, daß etwas nicht in Ordnung ist. Wenn sie aber ihr hübsches, robustes und körperlich aktives Kind ansehen, dann fällt es ihnen schwer, genau zu beschreiben, was mit ihrem Kind nicht stimmt. Möglicherweise ist ihnen aufgefallen, daß dieses Kind sich von den älteren Geschwistern oder von anderen Kindern des gleichen Alters unterscheidet. Solch ein Kind zum Arzt zu bringen, birgt die Gefahr, zurückgewiesen und als überbesorgte Eltern bezeichnet zu werden. Der Weg zu einer sinnvollen Diagnose ist von Anfang an mit Problemen gepflastert.

Allgemeine Beobachtungen – Aussehen, Bewegung und Verhalten

Im typischen Fall sehen kleine autistische Kinder nicht nur völlig normal aus, sondern sind sogar attraktiv. Das ist einer der sogenannten Mythen, die weithin bekannt sind und für die trotzdem eine Erklärung fehlt. Viele dieser Kinder scheinen etwas beinahe Ätherisches an sich zu haben, was die Diagnose »Autismus« um so unfairer und unpassender erscheinen läßt. Das attraktive Aussehen findet sich bei den Kindern selbst dann, wenn eine schwere geistige Behinderung vorliegt. In späteren Jahren ist es allerdings weniger ausgeprägt; die Lebenserfahrung hinterläßt trotz der Reifungsprozesse wenig Spuren. Ein leerer Gesichtsausdruck, ein in unbestimmte Ferne gerichteter Blick ebenso wie gelegentliches Grimassieren sind zusätzliche Eigenarten, die bei vielen autistischen Kindern beobachtet werden können.

Die Meidung des Blickkontakts ist immer als ein Kennzeichen des Autismus angesehen und bis in jüngste Zeit für ein Symptom von großer diagnostischer Bedeutung gehalten worden. Diese Auffassung ist sehr irreführend, weil zwar tatsächlich viele autistische Kinder den Blickkontakt vermeiden, aber andere ihn ganz intensiv herstellen. Wieder andere haben nicht nur Blickkontakt, sondern benutzen ihn auch sinnvoll, allerdings auf einem ziemlich elementaren Niveau, zum Beispiel, wenn sie von einem Erwachsenen Anerkennung erhalten wollen.

Viele Eltern autistischer Kinder haben beobachtet, daß ihr Kind Gegenstände aus einem schiefen Blickwinkel betrachtet, meist aus den Augenwinkeln. Manchmal halten die Kinder ein Objekt so, daß es das Licht reflektiert, woran sie großen Gefallen finden. Andere liegen lange Zeit auf dem Boden, wobei sie zum Beispiel eine Modelleisenbahn beobachten, die sie wiederholt sorgfältig in einen Tunnel hineinschieben und wieder herausholen. Es ist keine ungewöhnliche Beobachtung, wenn kleine autistische Kinder auf den Zehenspitzen gehen. Dies kann von einem Wedeln mit den

Händen und einem Verdrehen der Finger begleitet sein, was sehr sonderbar wirkt. Sich um die eigene Achse zu drehen, ist etwas, an dem viele von ihnen ihre Freude haben, möglicherweise wegen der Stimulation, die dadurch erzeugt wird.

Wie wir wissen, fehlen dem autistischen Kind die Mittel, die normale Kinder benutzen, um das Interesse anderer auf eine gemeinsame Tätigkeit zu lenken. Oft stellen die Eltern fest: »Es ist, als ob er in einer eigenen Welt lebt.« Im allgemeinen fehlt die Körpersprache. Obwohl es viele autistische Kinder gibt, die als hyperaktiv bezeichnet werden können, gibt es ebenso viele, die »Faulpelze« sind. Diese würden absolut gar nichts tun, wenn man sie nicht zur Teilnahme an irgendeiner Aktivität heranholen würde. Die aktiven autistischen Kinder neigen zu wiederholten, aber ziellosen Aktivitäten, etwa dazu, eine Treppe hinauf- und herunterzulaufen, mit Gegenständen zu wedeln und sie zu drehen. Befähigtere Kinder können komplexere, stereotype Aktionen ausführen. Sie reihen Objekte in einer Linie auf oder befolgen routineartige Abläufe, deren Zweck darin zu bestehen scheint, eine Stabilität der Umwelt zu sichern. Autistische Kinder, die sprechen können, sprechen über konkrete Dinge oder Ereignisse oder reden endlos über Themen, für die sie sich interessieren, sind aber nicht in der Lage, ein wechselseitiges Gespräch in befriedigender Weise zu führen. Weniger betroffene Kinder zeigen diese Eigenarten höchstens in einer sehr schwachen Weise.

Bei einigen Kindern kann der Eindruck entstehen, daß ihre sich wiederholenden Aktivitäten einen gewissen Grad von Kreativität haben, zum Beispiel beim Zeichnen, beim Bauen und bei der Herstellung von Modellen. Das Ergebnis ist aber stereotyp, auch wenn die Tätigkeit zuerst einen sehr günstigen Eindruck gemacht hat. Der Bereich der speziellen Interessen und Fixierungen, die autistische Kinder zeigen können, ist endlos. Wir haben bereits über einige gesprochen. Zu anderen Interessen, denen wir begegnet sind, gehören Monster, Autokennzeichen, Fahrpläne, Eisenbahnnummern, Könige und Königinnen von England, sogar die Codezeichen auf den Waren im Supermarkt.

Um das Niveau der Fähigkeiten eines autistischen Kindes besser zu verstehen, ist es nötig, die Ansätze für zielgerichtete Aktivitäten zu beurteilen. Wenn das Kind nur an Nahrung interessiert ist, ist seine Prognose weniger günstig. Es sei daran erinnert, daß Hunger ein sehr elementarer Instinkt ist, und die Fähigkeit des Kindes, einen Tiefkühlschrank zu öffnen und darin Eiscreme zu verstecken, um sie später zu essen, ist weniger eindrucksvoll, als es scheinen mag. Auf der anderen Seite ist die Prognose besser, wenn das Kind in anderen Bereichen Interessen und Fähigkeiten zeigt.

Es geschieht oft, aber keineswegs immer, daß autistische Kinder großes Unbehagen selbst bei geringen Veränderungen zeigen, die ihre gewohnte Routine stören. Einige Kinder sind so fest an ihre Routine fixiert, daß das Familienleben zerbricht. Sie bestehen darauf, daß ihre Eltern, Brüder und Schwestern bestimmte Rituale ausführen, bevor sie selbst zu einer Kooperation bereit sind, sogar bei so einfachen Tätigkeiten wie dem Hinsetzen zu einer Mahlzeit oder dem Einkaufen. Viele autistische Kinder bestehen auf bestimmten Routinehandlungen und reagieren mit einem großen Wutanfall, wenn sie eine Richtung einschlagen sollen, die von derjenigen abweicht, mit der sie vertraut sind. Paradox ist dabei aber, daß dieselben Kinder radikalere Änderungen und neue Erfahrungen manchmal gar nicht beachten und bei Ausflügen und Ferienreisen ohne Anzeichen einer Verstörung mitmachen.

Eine der größten Schwierigkeiten, die sogar die befähigteren autistischen Kinder haben, ist die Unfähigkeit zur Verallgemeinerung. Obwohl sie wissen, was zu tun ist und wie man sich in einer Situation zu verhalten hat, sind sie unfähig, diese Erfahrung zu nutzen und sich anzupassen, wenn eine neue Situation entsteht. Es gibt eine tiefgreifende Naivität, die sie ausgrenzt, obwohl ihr intellektuelles Verständnis ausreichend ist. Zum Beispiel kann ein Kind gelernt haben, keine persönlichen Kommentare über Herrn Browns kahlen Kopf abzugeben. Wenn es dann aber mit der korpulenten Frau Smith konfrontiert wird, beschäftigt es sich den ganzen Tag mit deren Körperfülle. Die Unfähigkeit zur Verallgemeinerung erstreckt sich auf alle Bereiche des täglichen Lebens, und das Ausmaß der Schwierigkeiten kann einen Beobachter aus der Fassung bringen. Ein Beispiel dafür ist ein Junge von 12 Jahren, dem während einer Schulfreizeit gesagt wurde, er solle Shampoo auf sein Haar tun, was er zu Hause regelmäßig tat – und der dies befolgte, indem er die Flasche auf seinen Kopf legte.

Das Bewußtsein für Gefahren ist immer ein Problem. Auch wenn einem autistischen Kind beigebracht wurde, eine bestimmte

Gefahr in einer bestimmten Situation zu meiden, kann es eine sonst gleiche Gefahr in einer unbekannten Situation nicht vorhersehen. Wenn autistische Kinder älter werden, können sie – besonders dann, wenn ihre Behinderung am oberen Ende des autistischen Kontinuums liegt – Strategien lernen, mit neuen und ungewöhnlichen Situationen zurechtzukommen. Trotzdem bleiben sie gefährdet, da es unmöglich ist, passende Techniken für alle Veränderungen und Variationen des täglichen Lebens zu lehren.

Es hat viele Versuche gegeben, Untergruppen innerhalb des Spektrums der autistischen Beeinträchtigungen abzugrenzen. Wir haben selbst Erfahrungen mit einigen Kindern, deren Verhalten, obwohl sonst durchaus unterschiedlich, in jedem Fall als extrem bizarr bezeichnet werden muß. Für unseren Hausgebrauch haben wir dafür den Begriff »devianter Autismus« geprägt. Der Begriff »tiefgreifende Entwicklungsstörung« (eine weitreichende diagnostische Kategorie, die in den USA verwendet wird) würde gleichfalls zutreffen. Im typischen Fall haben diese Kinder eine Entwicklungsgeschichte, die auf Autismus hinweist, und dazu gehört auch eine verzögerte Sprachentwicklung. Im Alter zwischen vier und fünf Jahren entwickelt sich bei ihnen die Sprache, allerdings mit großer Geschwindigkeit, und viele Symptome des Autismus scheinen zurückzugehen. Die Hoffnung auf einen günstigen Ausgang steigt, zumal viele dieser Kinder in den schulischen Fähigkeiten zufriedenstellende Fortschritte machen. Trotzdem wird deutlich, daß sich bei ihnen eine Struktur abweichenden Verhaltens entwickelt. Manchmal zeigt sich dies durch besonders merkwürdige und nicht zu beeinflussende Vorlieben, die ihr Leben beherrschen. Andere Verhaltensprobleme, die uns veranlaßt haben, bestimmte Kinder in diese Gruppe einzuordnen, sind extreme Aufgabenmeidungen. Weder gutes Zureden noch Drohungen konnten ein solches Kind davon abbringen, den ganzen Vormittag nichts anderes zu tun, als einen einzigen Satz zu schreiben, obwohl es zu wesentlich vielfältigeren Leistungen fähig war. Wir sind Kindern begegnet, die schimpften und fluchten, und kürzlich haben wir zwei kleine Jungen mit einer autistischen Entwicklungsgeschichte gesehen, die sich so gewalttätig verhalten hatten, daß sie aus dem Kindergarten, den sie besucht hatten, ausgeschlossen worden waren. Diese Kinder scheinen nach dem ersten Eindruck eine Vorstellung davon zu haben, was im Bewußtsein anderer Menschen vor sich geht. Besonders genau wissen sie, wie sie die Menschen um sich herum stören und ärgern können, wobei sie diese oft beträchtlich verletzen. Nach unserer Auffassung befriedigt dieses Verhalten fehlgeleitete Bedürfnisse und ist kein Anzeichen für ein wirkliches Verständnis des Bewußtseins anderer Menschen. Im Lauf der Zeit werden diese Verhaltensmuster zu starren Gewohnheiten und machen die Lenkung des Kindes zu einem schwierigen Problem. Solche Kinder brauchen eine beträchtliche Strukturierung und reagieren unter Umständen günstig auf Methoden der Verhaltensmodifikation.

Es ist für uns keineswegs sicher, ob es richtig ist, diese vergleichsweise ungewöhnlichen Kinder als eine besondere Gruppe darzustellen. Es könnte sein, daß sie als eine Untergruppe dem Asperger-Syndrom zuzuordnen sind. (Kürzlich sind hypothetische Verbindungslinien zwischen dem Autismus und dem Tourette-Syndrom angenommen worden.) Wie auch immer sie genannt und eingruppiert werden, sie sind sowohl in der Schule als auch in der Familie extrem schwer zu lenken.

Das Verhalten der eher typisch autistischen Kinder scheint nicht vom Niveau der Intelligenz abzuhängen, obwohl die Art und Weise, wie es sich äußert, unterschiedlich ist. Zum Beispiel springen die schwerer behinderten Kinder umher, kreischen und schreien, was sie in der Öffentlichkeit sehr auffällig macht. Kinder mit höherer intellektueller Fähigkeit kichern pausenlos oder belästigen Erwachsene durch ständig wiederholte Fragen über unwichtige Themen, wodurch auch sie in der Gemeinschaft auffällig werden.

Das bringt uns dazu, die Folgen der sozialen Behinderungen zu überdenken, die Lorna Wing (1988) beschrieben hat und auf die wir in Kapitel 2 hingewiesen haben. Was bedeutet das für die Praxis? Die am schwersten betroffenen Kinder reagieren nicht auf Sprache, und nicht nur das, sie vermeiden jeden körperlichen Kontakt. Sie weisen alle Versuche zurück, sie zu berühren und zu knuddeln. Solchen Kindern scheint es wirklich Unbehagen zu bereiten, wenn Menschen auf sie zugehen. Diese extreme Isolation ist für die Eltern sehr beunruhigend, weil ihnen anscheinend kein Mittel bleibt, mit dem sie ihr Kind beruhigen können, wenn es unglücklich oder verängstigt ist.

Autistische Kinder werden oft als »zurückgezogen« beschrieben, als hätten sie die Entscheidung getroffen, die Gesellschaft zu verlassen. Das ist eine falsche Auffassung von den sozialen Schwierigkeiten, die zu der Behinderung gehören. Die Kinder haben sich *nicht* zurückgezogen. In Wirklichkeit haben sie nicht gelernt, den menschlichen Kontakt zu verstehen und ihre Freude daran zu haben. Glücklicherweise lernen das die meisten, wenn sie älter werden. Manche Leute, die den Autismus grundsätzlich mit sozialer Distanz und Isolation in Verbindung bringen, stellen überrascht fest, daß viele autistische Kinder es nicht nur gern haben, wenn man sie liebevoll in den Arm nimmt, sondern daß sie auch gern aktiv Körperkontakt suchen, an dem sie große Freude haben. Allerdings haben viele Eltern, wie bereits früher erwähnt, trotz der Tatsache, daß ihr Kind solche Kontakte sucht, das Gefühl, daß dies immer eine einseitige Angelegenheit und kein wirklich wechselseitiger Austausch ist.

Autistische Kinder haben oft ihre Freude an Balgereien wie Kitzeln, Nachlaufen oder Umhergeschwungenwerden. Viele lernen, an Gruppenaktivitäten teilzunehmen, die von Erwachsenen organisiert werden. Viele von ihnen, die höhere Fähigkeiten besitzen, lassen es zu, wenn sozial normale Kinder sie in ihre Spiele einbeziehen. Und möglicherweise lernen sie auch, wie man sich in vertrauten Situationen richtig verhält. Viele autistische Kinder und Erwachsene, die nach ihren Fähigkeiten am oberen Ende des Kontinuums liegen, möchten unbedingt an sozialen Aktivitäten teilnehmen, haben aber nur geringe oder gar keine Vorstellung, wie das vor sich gehen sollte. Die sozialen Fähigkeiten, die normale Kinder ohne irgendeinen Unterricht lernen, und die Feinheiten und Nuancen, die wir als völlig selbstverständlich hinnehmen, liegen jenseits aller Möglichkeiten autistischer Menschen. Wie gut auch immer die intellektuelle Kapazität sein mag, das Fehlen sozialer Fertigkeiten ist eine enorme und weitreichende Beeinträchtigung, die alle Aspekte des Lebens berührt.

Das Jugendalter ist für alle jungen Leute eine schwierige Zeit. Für die autistischen Teenager kann die Zunahme der sozialen Anforderungen so etwas wie ein Alptraum sein. Ihnen ist bewußt, daß sie anders sind als ihre Altersgefährten, sie können aber nicht herausfinden, was sie tun müßten, um mehr soziale Anerkennung zu erhalten. Für diese jungen Leute kann ein Trainingsprogramm zur Übung sozialer Fähigkeiten sehr nützlich sein. Ein solches Programm könnte verhindern, daß ihr Selbstvertrauen weiter absinkt, daß eine Depression und möglicherweise weitere Verhaltensschwierigkeiten entstehen. Die tiefgreifende soziale Naivität kann dazu führen, daß weniger gehemmte autistische Jugendliche direkt auf jemanden zugehen und sexuellen Kontakt vorschlagen. Sybil Elgar (1985), die für ihre Pionierarbeit im Bereich des Autismus bekannt ist, hat über diese Probleme geschrieben.

Aufmerksamkeitskontrolle

Der Begriff bezieht sich auf die Fähigkeit eines Kindes, sich zu konzentrieren oder aufmerksam zu bleiben. Das ist eine grundsätzliche Anforderung für alle Kinder, und es gibt in dieser Fähigkeit bestimmte Entwicklungsstufen, die von der extremen Ablenkbarkeit des Säuglings zu der ausdauernden und zielgerichteten Aufmerksamkeit reicht, zu der die meisten 4- bis 5jährigen imstande sind, wenn sie in die Schule kommen (Cooper et al., 1978). In anderen Worten, sie haben dann die Voraussetzungen zum willkürlichem Lernen erreicht. Das kleine autistische Kind ist dagegen im typischen Fall sehr leicht ablenkbar, sofern es sich nicht auf eine Aktivität konzentriert, die zu seinen besonderen Interessen gehört. Diejenigen autistischen Kinder, die sich über das Aufmerksamkeitsniveau von Schulanfängern hinaus weiterentwickeln, haben sehr wahrscheinlich beim Erlernen der schulischen Aufgaben Erfolge. Es muß aber immer bedacht werden, daß ein sogenannter schulischer Fortschritt oft eintreten kann, ohne daß ein wirkliches Verständnis vorhanden ist; dies entwickelt sich erst später. Wir können nicht genug betonen, wie wichtig es ist, die Aufmerksamkeitshaltung des Kindes zu berücksichtigen. Oft steht zum Beispiel eine fehlende Sprachaktivität im Vordergrund, ohne daß erkannt wird, daß das Kind auf die sprachlichen Äußerungen, die ihm gelten, nicht achtet. Aufmerksamkeit ist eine der entscheidenden Grundlagen, auf denen die Entwicklung und das Lernen beruhen.

Sensorische Funktionen

Mit diesem Begriff bezeichnen wir Vorgänge wie das Sehen, das Hören, die Berührung und den Geruch. Visuelle Wahrnehmung bzw. das Bewußtsein und das Erkennen visueller Stimuli ist meist ein Bereich, in dem autistische Kinder gute Fähigkeiten zeigen. Sie sind in der Lage, Formen einander zuzuordnen, Puzzles und Formbretter zu legen. Die Fähigkeiten normaler Kinder in diesem Bereich entwickeln sich bis zum Aufbau visueller Konzepte, das heißt, bis die Kinder den Sinn dessen, was sie sehen, verstehen und erfassen. Bei autistischen Kindern muß immer darauf geachtet werden, ob eine gute Leistung in der visuellen Wahrnehmung altersentsprechend oder bloß im Vergleich mit den eigenen anderen Leistungen eine relativ gut ausgebildete Fähigkeit ist.

In einigen psychomotorischen oder IQ-Tests wird großer Wert auf handlungsbezogene Fertigkeiten gelegt, die im wesentlichen den Fähigkeiten entsprechen, die wir soeben beschrieben haben. Dadurch wurde eine ganze Reihe von Fachleuten verleitet, ein Bild des Leistungsvermögens eines autistischen Kindes zu zeichnen, das viel zu optimistisch war. Man sollte deshalb nicht vergessen, daß herausragende Leistungen im Erkennen von Formen oder im Legen von Mustern kein Hinweis auf Fähigkeiten sind, die zwingend auf eine gute zukünftige Entwicklung hinweisen. Außerdem ist es bei autistischen Kindern nichts Ungewöhnliches, wenn sie ihr hervorragendes Gedächtnis nutzen, um einen unerwartet positiven Eindruck von ihren Fähigkeiten zu vermitteln. Aber es gibt auch Kinder, die visuelle Begriffe wirklich lernen, wenn auch in langsamerem Tempo und auf unvollständigere Weise als normale Kinder.

Bei auditiven Aufgaben zeigen autistische Kinder oft bestimmte Eigenheiten. Allzu häufig werden sie für taub gehalten, weil sie auf die menschliche Stimme nicht reagieren und manchmal selbst gegenüber lauten Geräuschen ganz unempfindlich zu sein scheinen. Solche Kinder sind sogar mit Hörgeräten ausgestattet worden. Die sorgfältige Beobachtung zeigt aber, daß ihr Hörvermögen ausgezeichnet ist, wenn das Geräusch sie interessiert. Zum Beispiel können das Rascheln von Bonbonpapier oder das Öffnen einer Keksdose ein Kind veranlassen, aus dem anderen Ende des Hauses angelaufen zu kommen. Einige autistische Kinder zeigen extremes Unbehagen bei allen auditiven Reizen, während andere dieses Unbehagen nur als Reaktion auf bestimmte Laute zeigen, etwa auf das Husten eines Mannes. Manchmal versuchen sie, die Laute fernzuhalten, indem sie ihre Ohren mit den Händen bedecken. So reagieren sie manchmal auch, wenn sie Aufforderungen nicht befolgen oder wenn sie einen lästigen Besucher loswerden wollen.

Obwohl einige autistische Kinder anscheinend sehr gewandt und körperlich beweglich sind, wenigstens im jüngeren Alter, kommt es bei ihnen oft vor, daß sie Hindernisse, menschliche oder dingliche, einfach ignorieren. Sie treten manchmal jemandem auf die Füße, ohne sich im geringsten um deren Besitzer zu kümmern! Dieselbe Gleichgültigkeit zeigen sie, wenn ihnen selbst ein Fahrrad über die Füße fährt. In der späteren Kindheit und im Jugendalter können selbst körperlich gewandte Kinder anfangen, linkisch auszusehen; das ist wahrscheinlich die Folge ihrer mangelnden Körpersprache – ein Symptom der zugrundeliegenden sozialen Beeinträchtigung, die den freien Ablauf derjenigen Bewegungen begrenzt, die ein Teil der menschlichen Kommunikation sind. Es ist eine interessante Überlegung, warum Kinder mit der Diagnose des Asperger-Syndroms als körperlich ungeschickt beschrieben worden sind. Wir vermuten, daß die Ungeschicklichkeit dasselbe wie die linkische Art ist, die wir beobachtet haben.

Mit den Nahsinnen sind Berühren, Riechen und Fühlen gemeint. Es kommt bei autistischen Kindern oft vor, daß sie an Oberflächen, an sich selbst oder sogar an anderen Menschen schnüffeln, lecken oder kratzen. Diese Aktivitäten kommen meist bei den Kindern mit stärkeren Behinderungen vor. Es ist ratsam, entschieden gegen die Gewohnheit anzugehen, andere Menschen unterschiedslos anzufassen, weil es zwar bei einem kleinen Kind toleriert werden kann, aber ein schweres Problem bei älteren Kindern und Jugendlichen wird. Es ist offensichtlich leichter, ein akzeptables Verhalten bei kleinen, körperlich lenkbaren Kindern aufzubauen. Eine andere Eigenart einiger autistischer Kinder ist das fehlende Bewußtsein für Schmerz, Hitze und Kälte. Sie sind weniger als ihre normalen Altersgefährten in der Lage, die Ursache ihres Unbehagens zu zeigen und zu nennen.

Verständnis für Symbole

Mit symbolischem Verständnis meinen wir die Art des Umgangs des Kindes mit Gegenständen, die ohne Sprachgebrauch geschieht. Mit anderen Worten, wir beobachten die Quantität und Qualität des kindlichen Spiels. Die typische Spielweise vieler kleiner autistischer Kinder besteht, wenn diese überhaupt spielen, im Aufreihen von Spielautos, im Drehen von Rädern und anderen Gegenständen, im Ansehen oder Durchblättern von Büchern und im Legen von Puzzles. Oft laufen sie ziellos umher, und das soziale Spiel ist auf Nachlaufen, Balgen und Toben beschränkt. Auf dem Bauch liegend zu schaukeln oder in merkwürdigen Positionen zu liegen, kann der bevorzugte Zeitvertreib sein. Eltern berichten oft, daß das größte Vergnügen ihres autistischen Kindes nicht das Spielen ist, sondern statt dessen das Betrachten von Video-Filmen und Fernsehsendungen. Gewöhnlich haben die Kinder bestimmte Favoriten, die sie immer und immer wieder wählen.

Etwa mit einem Jahr erkennt ein normales Kind bekannte Gegenstände in seiner Umgebung, z. B. eine Tasse oder Flasche, eine Bürste oder eine Jacke. Später, etwa mit 18 Monaten, wenn sein Verständnis sich weiter entwickelt hat, findet es heraus, daß kleine Gegenstände normale große Gegenstände repräsentieren, die ihm vertraut sind. Etwa um diese Zeit beginnt es, mit großen Puppen und Spielsachen zu spielen und dabei einfache Spielhandlungen auszuführen, wie die Puppe zu Bett zu bringen, sie zu füttern und zu waschen. Etwa von 2 ½ Jahren an hat das Kind Freude am Spiel mit Miniaturgegenständen, mit Personen und Gegenständen, die zum Puppenhaus passen. Die Spielhandlungen werden komplexer, die Kreativität beim Spiel nimmt zu. Viele Kinder haben am Spiel mit Puppen weniger Interesse, zeigen aber Kreativität und Vorstellungsfähigkeit bei Konstruktionsspielen, zum Beispiel bei der Herstellung unterschiedlichster Fahrzeuge, Gebäude oder Straßen. Das normale Kind entwickelt sich weiter zu einem sozialen und freundlichen Wesen, das nach der Gesellschaft anderer Kinder sucht und sich daran freut. Im allgemeinen hat es im Alter von drei Jahren das Zusammenspiel mit anderen Kindern im größeren oder geringeren Umfang gelernt und hat daran viel Freude.

Im Abschnitt mit Fallgeschichten am Ende dieses Buches nehmen wir Bezug auf den »Symbolic Play«-Test von Lowe und Costello, der aus einer Reihe einfacher Spielszenarien besteht, zu der Miniaturpuppen und Gegenstände gehören. Diese Szenarien reichen vom Füttern, Kämmen, Tischdecken bis zum Aufreihen und Beladen von Traktoren und Lastwagen. Dieser Test hat aber Grenzen, da die Erfahrung zeigt, daß selbst schwerbehinderte autistische Kinder den höchsten Punktwert erreichen, was bedeutet, daß sie alle Miniaturobjekte in passender Weise benutzen, während im Alltag ganz offensichtlich ist, daß sie nicht vorstellungsmäßig und kreativ spielen.

Wesentlich für die Entwicklung des symbolischen Verständnisses beim Spielen sind Verschiedenartigkeit, Einfallsreichtum und Vorstellungskraft. Diese Qualitäten sind die Merkmale des normalen Spiels, und sie fehlen beim Spiel autistischer Kinder, selbst der fähigsten unter ihnen. Diese mögen zwar wirklich symbolisch spielen, aber sie wiederholen ständig bestimmte Themen, für die sie sich besonders interessieren. Zum Beispiel zieht ein Kind seine Puppen immer wieder an und aus, bereitet Mahlzeiten zu und füttert sie. Einige Kinder sprechen mit ihren Puppen und lassen die Puppen sprechen. Wenn man das Spiel eines solchen Kindes nur gelegentlich einmal beobachtet, kann man zu dem Ergebnis kommen, daß Autismus als mögliche Diagnose auszuschließen sei. Diejenigen, die Erfahrung mit der Behinderung haben, werden aber die Grenzen dieses Spiels erkennen, das, obwohl komplexer, aus vielen Wiederholungen besteht und nicht weiterführt. Manchmal können autistische Kinder ihre Spezialinteressen in gewissem Umfang steuern und weiterentwickeln, dabei sogar einige Vorstellungskraft zeigen, und auch das kann den unerfahrenen Beobachter verwirren. Die Interessen sind wahrscheinlich eng umschrieben und hochgradig individuell. Zum Beispiel hatte ein Kind, das wir kennen, ein zwanghaftes Interesse an Staubsaugern; es benutzte sie nicht nur, sondern zeichnete sie oder modellierte sie in Plastilin und tat so, als ob es sie in imaginäre elektrische Steckdosen steckte.

Prof. John Morton vom Medical Research Council Cognitive Development Unit (Rat für Medizinische Forschung, Abteilung für kognitive Entwicklung) hat in einem Artikel mit dem Titel »The Origins of Autism« (Die Ursprünge des Autismus, 1989) die wesentlichsten Merkmale des vorstellenden Spiels herausgestellt:

> Nicht alles Spiel ist vorstellendes Spiel. Man nehme zum Beispiel den Fall eines Kindes, das mit einer Spielzeugpfanne auf einem Spielzeugofen spielt, dazu die passende Bewegung macht, zum Beispiel das Umrühren und Schütteln, die seine Mutter auf dem realen Herd macht. Dies kann ein nur funktionelles Spiel sein, das auf der Erinnerung an solche Tätigkeiten beruht. Wenn das Kind aber am Herd riecht und behauptet, daß dort Schinken brät und wenn es sein Spiel in Abhängigkeit von dem Gericht variiert, dann ist dies ein vorstellendes Spiel.

Im Alter von 3½ bis 4 Jahren suchen die meisten Kinder die Gesellschaft von anderen und freuen sich daran. Viele Fachleute, die mit autistischen Kindern gearbeitet haben, auch mit den besonders befähigten, sind, wenn sie normale Kinder beobachten, überrascht, wie vielfältig deren soziale Aktivitäten sind und wie reichhaltig ihre angeborene Fähigkeit ist, Freunde zu finden. Irgendwie gebrauchen sie die subtilen sozialen Regeln und verstehen sie ohne das Eingreifen eines Erwachsenen. Bei Kindern mit spezielleren sprachlichen Schwierigkeiten können das Spiel und die sozialen Aktivitäten ebenfalls verarmt sein, aber das spiegelt gewöhnlich den Rückstand und nicht die Strukturen einer abweichenden Entwicklung, wie sie für autistische Kinder typisch sind. Es muß festgehalten werden, daß eine schwache Spieltätigkeit kein Anzeichen für Autismus ist. Es ist das Zusammentreffen vieler Verhaltensweisen, was zu einer solchen Diagnose führt.

Wenn autistische Kinder die mittlere Kindheit erreichen, dann können sie ein wirkliches Bedürfnis nach Freunden und Spielmöglichkeiten entwickeln. Zum Glück gibt es sozial normale Kinder, die bereit sind, ein autistisches Kind an ihren Spielen und Aktivitäten teilnehmen zu lassen, manchmal in der Rolle eines »Babys« oder eines »Patienten«, wenn sie Mutter und Vater oder Arzt und Krankenschwester spielen. Beim Nachlaufspielen gibt es mehr Möglichkeiten, autistische Kinder einzubeziehen, obwohl Spiele mit subtilen Rollen ihre Fähigkeiten überfordern werden. Brettspiele dagegen bieten den autistischen Kindern mit höheren Fähigkeiten mehr Möglichkeiten, da die Art und Weise, wie sie gespielt werden, vorhersehbar ist und außerdem ein überdurchschnittliches Gedächtnis zum Erfolg beitragen kann. Kartenspiele, Schach und Dame werden oft bevorzugt. Obwohl autistische Kinder Freunde haben oder haben möchten, ist es nicht zu vermeiden, daß ihr Begriff von Freundschaft sehr begrenzt ist. Ihre soziale Beeinträchtigung mag schwach sein, ist aber ein Hindernis, das sie von den normalen Menschen trennt. Das ist besonders schmerzlich, wenn autistische Kinder ein tief empfundenes Bedürfnis nach Freunden ausdrücken und nicht verstehen können, warum es ihnen nicht gelingt, Freunde zu gewinnen.

Begriffsbildung

Die Bezeichnung »Begriffsbildung« wird verwendet, um die Entwicklung des Verständnisses eines Kindes für die Welt, in der es lebt, zu beschreiben. Dieses Verständnis beruht auf den Wahrnehmungsprozessen, die wir bereits beschrieben haben. Autistische Kinder zeigen oft Fähigkeiten, die entweder völlig oder teilweise über dem Niveau ihres Lebensalters liegen. Die Annahme liegt nahe, daß diese Fertigkeiten mit dem entsprechenden Verständnis einhergehen. Aber das ist nicht der Fall. Autistische Kinder scheinen fähig zu sein, bestimmte Dinge auch ohne Verständnis zu lernen, so daß sie die Kenntnisse, die sie offensichtlich besitzen, nicht nutzen und ausdehnen, wie es von einem nicht behinderten Kind erwartet würde. Lorna Wings Vergleich dieses Phänomens mit einem »Felsbrocken in der Sandwüste« ist eine sinnvolle bildliche Vorstellung. Sie beschreibt gut den Mangel an Verbindungen zwischen dem Bekannten und erklärt die widersprüchliche Art des Lernens bei autistischen Kindern. Wie wir bereits erwähnt haben, geht die Annahme dahin, daß diese Felsbrocken oder »Inseln der Befähigung«, wie sie manchmal genannt werden, das wahre Niveau des Kindes wiederspiegeln. Demzufolge scheint es vernünftig, nach Wegen zu suchen, um zu allen anderen Bereichen der Entwicklung durchzudringen, wo, wie angenommen wird, latente Fähigkeiten ungenutzt liegen. Leider ist dies nicht so. Die bemerkenswerte Tatsache ist, daß Personen auf sehr niedrigem Funktionsniveau Fähigkeiten besitzen können, die nicht nur normal sind, sondern sogar eine Begabung darstellen. In seinem Buch »Extraordinary People« berichtet Darold Treffert (1989) über Personen, die, obwohl geistig sehr schwer behindert, erstaunliche und anscheinend unerklärliche intellektuelle Höchstleistungen vollbringen. Das »Savant-Syndrom«, das er beschreibt, ist natürlich sehr selten, aber die Kenntnis solcher Personen kann den Eltern autistischer Kinder mit solchen Intelligenzinseln helfen, diese Fähigkeiten in ihrer richtigen Bedeutung zu sehen.

Zu unserer Methode zur Erfassung der Begriffsentwicklung bei Kindern mit autistischen Zügen gehören auf dem Grundniveau das Zuordnen von Farben, Formen und Objekten. Diese Aufgaben verlangen nur ein Minimum von Verständnis; wenn aber die Komplexität beim Sortieren und Klassifizieren zunimmt, geraten autistische Kinder meist in Schwierigkeiten. Auch dann, wenn sie die nötige Intelligenz, das erforderliche Sprachniveau und ausreichende Kenntnisse der Tatsachen besitzen, gelingt es ihnen nicht, das Zusammengehörende zu verbinden und das Offensichtliche zu erkennen. Ein Beispiel dafür war die Unfähigkeit einer Gruppe von drei sprechenden und intelligenten autistischen Kindern, den Zusammenhang zwischen kalten Getränken und der Benutzung eines Kühlschranks zu verstehen. Trotz der Tatsache, daß ihnen Kühlschränke sowohl zu Hause als auch in der Schule bekannt waren, waren sie völlig außerstande, richtig auf die Frage zu antworten: »Wohin sollen wir diese Getränke tun, damit sie frisch und kalt bleiben?«.

Es ist auch notwendig, sich zu vergewissern, ob ein Kind ein Verständnis für Größen entwickelt hat, zum Beispiel für die Begriffe »groß« und »klein«, »lang« und »kurz«, »dick« und »dünn«. Versteht das Kind die Begriffe »gleich« und »verschieden«? Hat es ein Bewußtsein für Quantitäten, zum Beispiel für die Begriffe »mehr« oder »weniger«, »groß«, »größer«, »am größten«? Versteht es die eigene Position und die Position von Gegenständen im Raum, zum Beispiel bei den Begriffen »in«, »auf«, »unter« und – auf einer späteren Stufe – »nahe«, »dahinter«, »davor«, »links« und »rechts«?

Die Summe des kindlichen Entwicklungsstandes beim Verständnis seiner Umwelt könnte man sein Alltagswissen nennen. Autistische Kinder besitzen dieses Wissen nur in begrenztem Umfang, selbst wenn sie intellektuell befähigt sind. Sie bleiben naiv und unwissend und sind verletzbar, trotz einfühlsamer und angemessener Versorgung, Anforderung und Unterstützung während der Schulzeit.

Sequentielle und rhythmische Fähigkeiten

Die Fähigkeit, das Fortschreiten der Zeit und die Aufeinanderfolge von Ereignissen zu verstehen, ist eine Fähigkeit, die wichtige Auswirkungen hat. Wiederum werden es die begabteren autistischen Kinder sein, die imstande sind, Farben und Formen in eine sequentielle Ordnung zu bringen, aber sie werden diese Fähigkeit nicht nutzen können, um Bilder in eine Reihenfolge zu bringen, die eine sinnhafte Geschichte ergibt, besonders dann nicht, wenn dazu die Erfassung von Bewußtseinszuständen gehört. Es ist möglich, daß ein autistisches Kind, wenn ihm einmal die richtige Reihenfolge gezeigt wurde, diese Sequenz auswendig lernt und sie sogar mit einem passenden Kommentar versieht. Diese Leistung sollte allerdings mit einiger Vorsicht betrachtet werden, weil sie möglicherweise nur auf dem Gedächtnis beruht und kein Beweis für ein wirkliches Verständnis ist. Der Kommentar, den das Kind benutzt, kann einfach ein Echo dessen sein, was bei der Vorlage der Aufgabe gesagt worden ist.

Viele autistische Kinder lernen schließlich, das Voranschreiten der Zeit zu verstehen. Ihre Ängste werden in dem Maße verringert, wie ihr Verständnis wächst und das Leben für sie allgemein vorhersehbarer wird. Sie erinnern sich an vergangene Ereignisse und erwarten andere in der Zukunft. Dieses Verständnis kann es leichter machen, das Kind zu lenken, weil es lernt, nicht immer eine unmittelbare Befriedigung zu erwarten, sondern statt dessen auch seine Freude an der Erwartung haben kann.

Viele autistische Menschen verstehen und lieben Rhythmus und Musik, und oft zeigen autistische Kinder gute musikalische Fähigkeiten. Musiktherapie kann in ihrer Erziehung sehr nützlich sein, besonders, wenn ihnen die gesprochene Sprache fehlt. In der Therapie werden sie ermutigt, mit musikalischen Mitteln zum Therapeuten Kontakt aufzunehmen. Es muß nicht angenommen werden, daß die Musiktherapie ein Wundermittel sei, aber trotzdem kann sie nicht nur einfach Spaß machen, sondern den Beginn eines Dialogs darstellen, der die kindliche Entwicklung beschleunigt.

6. Praktische Überlegungen – Lenkung und Beratung

Über die Lenkung autistischer Kinder ist viel geschrieben worden, ebenso über die Schwierigkeiten, denen die Eltern dabei begegnen. Deshalb ist es vielleicht nötig, gleich am Anfang darauf hinzuweisen, daß Situationen und Aufgaben, die für einen Teil der Eltern ein Hauptproblem sind, von einem anderen Teil erfolgreich bewältigt und überhaupt nicht als Problem angesehen werden. Zum Beispiel stellte eine Mutter fest, wie leicht es sei, ihren autistischen 3jährigen Sohn zu lenken, und berichtete (in einer fast endlosen Liste mit seinen besonderen Eigenheiten), daß sie und ihr Mann völlig zufrieden seien, jeden Abend in Gesellschaft ihres Kindes zu verbringen, bis alle etwa um Mitternacht zu Bett gingen. Offensichtlich unterschieden sich ihre Vorstellungen von den Anschauungen vieler anderer Eltern, die nicht zögerten, ihren Sprößling mittags ins Bett zu stecken! Autistische Kinder brauchen oft wenig Schlaf, und viele Eltern berichten, daß für lange Jahre die Nachtruhe gestört und der Haushalt in Unordnung geraten war. Es ist bekannt, daß solche Eltern an das Ende ihrer Kraft kommen können und in ihrer Verzweiflung keinen anderen Weg sehen, als ihr autistisches Kind in seinem Schlafzimmer einzuschließen. Obwohl diese Maßnahme Schock- und Angstreaktionen hervorrufen kann, ist sie völlig verständlich angesichts eines Kindes, das im Haus umherwandert und nicht nur jeden aufweckt, sondern sich unter Umständen verletzt oder großen Schaden anrichtet.

Weil sich der Autismus bei den einzelnen Kindern in sehr unterschiedlicher Weise äußert, können viele andere Probleme entstehen, die eine sorgfältige Behandlung erfordern. Einige ergeben sich daraus, daß das Kind darauf besteht, bestimmte Aktivitäten ständig zu wiederholen, zum Beispiel Türen zu öffnen und zu schließen, einen bestimmten Videofilm anzusehen, ein bestimmtes Musikstück anzuhören, nach immer denselben Dingen ausdauernd und sinnlos zu fragen. Einer der Vorteile der Teilnahme an einer elterlichen Selbsthilfegruppe besteht darin, etwas Abstand von den eigenen Problemen zu gewinnen und gemeinsam Methoden der Lenkung zu finden, was manchmal ein Rettungsanker für die belasteten Familien werden kann. Viele Eltern haben einen beträchtlichen Einfallsreichtum bei der Lösung von Problemen bewiesen, die sehr erschreckend waren, wobei ihnen manchmal eine Portion Humor geholfen hat, die Last leichter zu tragen.

Sehr wertvoll sind Artikel und Bücher über die Behandlung von Kindern mit Verhaltensproblemen. »Helping your Handicapped Child« von Janet Carr (1980), ein Penguin-Handbuch, ist ein Beispiel dafür. Ein Artikel von Carolyn Seheult (1990), der in der Zeitschrift Communication der National Autistic Society abgedruckt wurde, enthält einige besonders nützliche und konstruktive Ideen, wie bei solchen Kindern die Verhaltenstherapie von den Eltern ausgeführt werden kann. (Communication ist eine vierteljährliche Zeitschrift, die von der National Autistic Society sowohl für Fachleute wie für Eltern veröffentlicht wird. Sie bringt sehr lesbare und informative Artikel, die keineswegs unbedingt die Gesichtspunkte der Gesellschaft wiedergeben.)

Die National Autistic Society hat eine Reihe von Broschüren veröffentlicht, die Anleitungen zum Umgang mit solchen Problemen geben, die eher spezifisch für autistische Kinder sind, wie zwanghaftes und ritualistisches Verhalten.

Der Umfang von Verhaltensproblemen scheint recht gut vorhersehbar zu sein, und viele gleichen den Schwierigkeiten, die bei geistig behinderten Kindern vorkommen. Manchmal dauert die Reinlichkeitserziehung besonders lange; manche Kinder benutzen nur eine bestimmte Toilette; einige entwickeln ein zwanghaftes Interesse für die Spülung, wieder andere werden von der Spülung in Angst und Schrecken versetzt. Es gibt Kinder, die sich selbst anziehen und selbst versorgen können, die aber die Mitarbeit verweigern; ihre Hände, die selbstgewählte Aktivitäten geschickt ausführen, werden schlaff und nutzlos, wenn es darum geht, Strümpfe anzuziehen und Knöpfe aufzumachen. Manche Eltern ziehen deshalb auch ein schon älteres autistisches Kind weiterhin an und aus, manchmal aus Verzweiflung, damit es rechtzeitig zur Schule kommt.

Eßgewohnheiten, Vorlieben oder Abneigungen, sind oft extrem. Es gibt autistische Kinder, die nur eine bestimmte Art von Nahrungsmitteln essen oder darauf bestehen, nur von bestimmten Tellern zu essen oder nur aus bestimmten Tassen zu trinken. Einige Kinder weigern sich sehr energisch, vernünftig zu essen, und sehen infolgedessen sehr heruntergekommen aus; es scheint so, als ob sie von der Luft leben würden. Andere werden durch eine Diät, die ausschließlich aus Burgers und Chips besteht, fettleibig. Wir kennen ein konsequentes Programm, mit dem das Kind überredet, ja sogar gezwungen werden soll, eine zunehmend größere Vielfalt unterschiedlicher Nahrungsmittel zu akzeptieren – es ist nach unserer Erfahrung sehr erfolgreich. Für Eltern, die eine gewisse Zeitlang genötigt wurden, ständig nur eine bestimmte Art von Nahrung bereitzustellen, kann es aber unmöglich sein, dieses Programm durchzusetzen, und in diesem Fall wird es am besten im Kindergarten bzw. in der Schule eingeführt. Die Kinder erhalten dann nicht nur ein vielfältigeres Nahrungsangebot in der Schule, sondern – durch Übertragungen – auch im Elternhaus. Mit einer besseren Ernährung kann sich ihr Aussehen erstaunlich verbessern und ihr Verhalten seine »verschrobenen« Züge teilweise verlieren.

Eltern normaler Kinder können ähnlichen Problemen begegnet sein. Bei autistischen Kindern kann die völlige Unzugänglichkeit und Starrköpfigkeit von diagnostischer Bedeutung sein, wenn sie in Verbindung mit anderen Verhaltenszügen gesehen werden. Einige Eltern haben das Gefühl, daß die asozialen Tischmanieren ihres autistischen Kindes und sein unvorhersehbares Verhalten die Möglichkeit ausschließt, als Familie außerhalb essen zu gehen. Selbst kleine Exkursionen in ein lokales McDonald's, um gar nicht von größeren Restaurants zu sprechen, sind so mit potentiellen Verwicklungen belastet, daß es sich kaum lohnt, auch nur daran zu denken. Eine Familie, die wir kennen, fand eine Lösung des Problems, die nicht nur einfach und wirksam war, sondern auch wenig Spannungen erzeugte. Sie beschlossen, ihren Sohn nicht der örtlichen Gemeinde aufzunötigen und auch nicht den Leuten, deren Freude an gastronomischen Genüssen durch seine Gegenwart schwer beeinträchtigt wäre. Ihr Plan war, die Imbißstände an den Raststätten der Autobahnen für Übungszwecke zu benutzen. Die dortigen Gäste, eine anonyme Gruppe auf der Durchreise, beachteten die Ausbrüche ihres Sohnes kaum, und während die Familie allmählich mit den Autobahnen gut vertraut wurde, besserten sich die Eßgewohnheiten des autistischen Kindes dramatisch. Die Familie kann jetzt überall mit Genuß und ohne Sorge essen gehen.

Einige autistische Kinder, gewöhnlich stärker behinderte, haben eine Gewohnheit namens »Pica«, was bedeutet, daß sie ungenießbare Substanzen, wie Knöpfe, Reißzwecken, Würmer, Sand und vermodernde Blätter essen. Solche Kinder müssen sehr sorgfältig überwacht werden, da sie innerhalb von Sekundenbruchteilen diejenigen Dinge ergreifen, für die sie eine Vorliebe haben, und schon dabei sind, sie herunterzuschlucken, bevor der Erwachsene überhaupt erkennt, was vor sich geht.

Wir haben nicht mehr mitgezählt, wieviel Eltern uns Horrorgeschichten über ihre autistischen Kinder bei Einkaufsgängen erzählt haben. Viele unserer großen Supermärkte sind Zeugen sensationeller Wutanfälle geworden, wenn ein autistisches Kind seiner speziellen Abneigung gegenüber bestimmten Einkaufsmethoden – nicht zuletzt den Schlangen vor den Kassen – freien Lauf ließ. Viele Eltern haben sich über die Einstellung anderer Kunden aufgeregt, die, getäuscht durch das normale Aussehen des Kindes, feindselige Bemerkungen über eine mangelhafte Erziehung machten. Eltern mit größerer Widerstandskraft ändern ihre Einkaufsgewohnheiten nicht und kommen mit dem Einkaufswagen und dem Kind zurecht, während sie die Kritiker über das Wesen des Autismus aufklären. Außerdem trägt das fehlende Bewußtsein des Kindes für Gefahren zu den Schwierigkeiten bei, die selbst mit dem einfachsten Gang außerhalb des Hauses verbunden sind. Ein Elternpaar hatte das Problem, daß ihr Kind sich weigerte, auf der Straße an die Hand genommen zu werden. Sie lösten das Problem, indem sie eine menschenfreundliche Art von Handschellen einführten. Sie bestand aus einem Gurt mit Verschlüssen, der sich sowohl um das Handgelenk des Kindes als auch des Erwachsenen wickeln ließ. Auf diese Weise konnte sich das Kind frei fühlen, während es daran gehindert wurde, wegzulaufen – ein einfaches und wirksames Mittel. Die Mehrheit der Eltern autistischer Kinder neigt eher dazu, ihr eigenes Leben zu ändern, um nicht nur

Einkaufsgänge zu vermeiden, sondern auch andere Aktivitäten außerhalb der eigenen vier Wände. Leider sind einige Eltern durch das Verhalten ihres kleinen autistischen Kindes so angespannt, wenn sie sich in der Öffentlichkeit bewegen, daß ihr Leben zunehmend eingeengt wird, was zu ernsthaften Rückwirkungen auf den Partner und auf andere Kinder in der Familie führen kann.

Wir haben bereits erwähnt, daß einige Kinder große Angst vor der Toilettenspülung haben. Außerdem können solche Kinder Ängste vor vielen harmlosen Dingen entwickeln, was von mehr rationalen Anlässen, zum Beispiel Hunden, zu mehr irrationalen, zum Beispiel dem Husten einer anderen Person, reicht. Einige Ängste sind vorübergehend, andere werden durch neue ersetzt, wieder andere bestehen für lange Zeit. Masturbation in der Öffentlichkeit ist bei autistischen Kindern oft ein Problem, das Eltern in große Verlegenheit bringen kann. Manchmal können einfache Hausmittel das Schlimmste verhindern. Wenn man zum Beispiel Kindern lange Hosen anzieht, die um die Hüfte fest gespannt und nicht elastisch sind, und wenn man zusätzlich einen Gürtel benutzt, dann kann das Kind gehindert werden, ständig die Hosen herunterzuziehen oder die Hände in die Hosen zu stekken.

Es ist wichtig, die Tatsache zu betonen, daß keine zwei autistischen Kinder gleich sind. Jedes geht seinen individuellen Weg, der sich aus seiner eigenen Persönlichkeit, dem Familienhintergrund und seinen Erfahrungen ergibt. Individualität gibt es bei diesen Kindern in genau derselben Weise wie in der normalen Bevölkerung. Wir müssen dies betonen, weil es oft vorkommt, daß Fachleute den Autismus nicht erkennen; das Kind, das sie vor sich haben, unterscheidet sich so sehr von dem autistischen Kind, das sie vor längerer Zeit einmal gesehen haben! Es sind einige Erfahrungen nötig, um die autistischen Züge zu erkennen, trotz der Vielzahl der Erscheinungen, die möglich sind.

Hilfe und Beratung

Counseling (Beratung) ist ein Wort, das in den alltäglichen Wortschatz Eingang gefunden hat und das eine Methode benennt, die nicht nur den Überlebenden von Unglücksfällen und den Opfern von Überfällen helfen kann, sondern auch Menschen mit weniger schweren oder akuten Problemen, deren Auswirkungen aber ebenso verheerend sein können. Es ist besonders schmerzhaft festzustellen, daß man Vater oder Mutter eines autistischen Kindes ist. Wir haben bereits erwähnt, daß typisch autistische Kinder normal und attraktiv aussehen. Sie erreichen die Meilensteine der motorischen Entwicklung oft innerhalb der normalen Grenzen und können sogar in einigen Fällen der normalen Entwicklung voraus sein. Oft glauben die Eltern zwei Jahre lang oder noch länger, daß ihr etwas eigenartiges oder rätselhaftes Kind normal sei, wenn nicht sogar besonders begabt, nur in den sprachlichen Fähigkeiten zurückgeblieben. Für sie ist es ein schrecklicher Schlag, wenn sie erfahren, daß das Kind eine schwer zu behandelnde, lebenslange Behinderung hat. Wir möchten das Trauma nicht herunterspielen, das Eltern erleben, wenn sie erfahren, daß ihr neugeborenes Baby eine schwere Behinderung wie das Down-Syndrom, das ebenfalls mit lebenslangen Beeinträchtigungen verbunden ist, hat. Aber für diese Eltern sind die Erwartungen zwangsläufig dadurch bestimmt, daß ihnen die Behinderung von Anfang an bewußt ist. Dagegen haben die Eltern von Kindern, die später als autistisch diagnostiziert werden, zunächst die Erwartung, ihr Kind sei normal. Für sie ist die Entdeckung, daß das Kind, das sie für perfekt hielten, schwer behindert ist, dasselbe, wie ein Elternteil es ausgedrückt hat, »als wenn einem gesagt wird, man habe Krebs«.

In dieser Situation lehnen Eltern die Diagnose oft sehr entschieden ab oder sie unternehmen Rundreisen zu einer ganzen Serie von Fachleuten verschiedenster Disziplinen, auch zu denjenigen, die ihnen geheimnisvolle Heilverfahren versprechen – alles mit der Absicht, die Diagnose zu widerlegen und herauszufinden, »was *wirklich* los ist«. Tatsächlich wollen sie hören, daß ihr Kind normal sei und die Probleme sich »auswachsen werden« – ein sehr verständlicher Wunsch. Vielleicht ist das ein Grund, weshalb sich einige Eltern von ungeprüften Behandlungsprogrammen angezogen fühlen, etwa von der Festhalte-Therapie. Diese Programme wecken neue Hoffnung, und es muß akzeptiert werden, daß es Eltern gibt, die sich für das Leben in einer unrealistischen Welt entscheiden, in der ihnen eine Heilmethode versprochen wird, obwohl alle Tatsachen dafür spechen, daß es sie nicht gibt. Dies wiederum mag an einem Unvermögen auf Seiten der Fachleute liegen, denen es nicht gelungen ist, den Eltern die richtige Unterstützung zu geben. Es erfordert ein beträchtliches Geschick, realistisch zu sein und trotzdem positive und hoffnungsvolle Einstellungen der Eltern lebendig zu halten, so daß diese das Gefühl haben, sie könnten einen aktiven Teil zur Entwicklung des vollen Potentials ihres Kindes beitragen. Allerdings waren wir von der Stärke der Gefühle mancher Eltern überrascht, die versicherten, sie würden lieber mit falschen Hoffnungen in eine Heilmethode leben, statt zu akzeptieren, was wir eine realistische Einschätzung der Situation nennen würden. Wir möchten vorhersagen, daß diese Eltern früher oder später extrem wütend und enttäuscht sein werden, wenn ihre Hoffnungen sich nicht erfüllt haben, und daß sie möglicherweise Lehrer und Therapeuten beschuldigen, sich bei der Förderung ihres Kindes nicht genug angestrengt zu haben. Wir haben den Eindruck, daß solche Situationen eher dann entstehen, wenn ein Elternteil oder beide unter einer verdeckten Depression leiden oder wenn die Ehe gefährdet ist; ein behindertes Kind ist dann der sprichwörtliche letzte Strohhalm.

Mit der Diagnose zurechtzukommen, bedeutet für die Eltern letzten Endes, sich damit abzufinden, daß ihnen ein Kind genommen wurde. Sie müssen lernen, für ihr Kind und sich selber über eine Zukunft nachzudenken, die sich von ihren früheren Erwartungen unterscheidet. Dieser Prozess kann, ebenso wie nach einem wirklichen Raub, viel Zeit erfordern und kann so individuell sein wie die Menschen, die ein solches Schicksal haben. Wir verstehen die traumatische Verletzung, die Eltern empfinden, wenn ihr Kind, das sie fünf Minuten vorher als normal, mit einigen geringfügigen Problemen, angesehen hatten, nun »autistisch« sein soll. Eine Muter drückte ihre Gefühle, nachdem sie die Diagnose gehört hatte, anschaulich so aus: »Ich sah sie an und alles, was ich fühlte, war, du armes Ding, du bist ein autistisches Kind.« Es war, als ob das Kind, das sie kannte, nicht mehr existierte, und das kleine Mädchen zur Personifikation einer diagnostischen Kategorie wurde. Zum Glück verschwinden nach unserer Erfahrung diese negativen Gefühle im Lauf der Zeit, und die Eltern können erkennen, daß trotz des Autismus ihr Kind immer noch dasselbe ist. Es ist nur ihre eigene Wahrnehmung oder ihr Bewußtsein, was sich geändert hat. Alle autistischen Kinder haben ihre normalen

Seiten, woran man seine Freude haben kann. Sie entwickeln sich weiter, und ebenso wie normale Kinder sind sie für ihre Eltern ein Grund für Freude und Schmerz.

Unser Motiv, das vorliegende Buch zu schreiben, war, Informationen anzubieten und Antworten auf die vielen Fragen zu geben, die Eltern in dieser besonders schwierigen Zeit stellen. Es gibt unter Fachleuten so wenig Kenntnisse über den Autismus, daß alles, was wir beitragen können, um Fehlinformationen zu verhindern, einen Wert haben müßte. Es ist unsere Meinung, daß die Eltern um so eher in der Lage sein werden, begründete Entscheidungen zu treffen, je mehr Kenntnisse sie haben die den Bedürfnissen ihres Kindes entsprechen. Die Fragen der Eltern betreffen alle Bereiche, von den praktischen Problemen des täglichen Lebens – »Was können wir tatsächlich tun, um zu helfen?« – bis zu »Was wird geschehen, wenn wir nicht mehr da sind?« Es ist uns klar, daß viele Eltern zwar eine gute Beratung durch Menschen brauchen, die Erfahrung mit dem Autismus haben, daß es aber zu wenig Personen gibt, die in der Lage sind, diese Hilfe zu bieten. Es liegt oft am Glück oder Zufall, wenn einige Eltern gute Unterstützung und Anweisung erhalten, während andere sich jahrelang abmühen, ohne eine zutreffende Diagnose zu erhalten, gar nicht zu reden von einem nützlichen Rat und einer hilfreichen Unterstützung.

Aus diesem Grund könnten unsere sehr allgemeinen Leitlinien nützlich sein. Allerdings haben wir einige Bedenken, ganz spezielle Anleitungen zu geben, weil dadurch der Eindruck erweckt würde, daß wir behaupten: »Tu dies, und das Problem wird gelöst sein«. So einfach ist es in der Praxis nicht; autistische Kinder sind so unterschiedlich, daß es fast unmöglich ist, einen allgemeinen Rat zu geben, was im allgemeinen erfolgversprechend ist und was nicht, oder vorherzusagen, was bei einem bestimmten Kind wirksam sein wird. Das allerletzte, was wir tun wollen, ist es, die Vorstellung zu unterstützen, man sei gescheitert, wenn einer unserer Vorschläge oder alle bei einem Kind nicht funktionieren. Oft führen Nebengedanken und Versuch-Irrtum-Methoden zu ebenso guten Lösungen, und auch das bloße Verstreichen der Zeit kann einem Kind die Chance geben, aus einer schwierigen Phase herauszuwachsen und umgänglicher zu werden. Im allgemeinen werden autistische Kinder nach der frühen Kindheit lenkbarer.

Damit soll nicht gesagt werden, daß die Schwierigkeiten vorüber sind, aber die am meisten belastenden Probleme, die mit dem Schlafen, dem Essen, den Wutanfällen usw. zusammenhängen, gehen tendenziell zurück, und das Leben wird ruhiger. Das wichtigste von allem: Seien Sie mit Ihrem Kind konsequent; mit anderen Worten, ändern Sie nicht ständig die Ziele, entscheiden Sie sich für einige Regeln und versuchen Sie, sich daran zu halten, damit das Kind weiß, woran es ist. Es ist wichtig, Prioritäten festzulegen; verfolgen Sie die Ziele, die wesentlich sind, und seien Sie bereit, auf die weniger wichtigen zu verzichten.

Denken Sie daran, daß ein Kind nicht die Voraussetzung besitzt, um von Versuchen, ihm etwas beizubringen, zu profitieren, solange es seine Aufmerksamkeit nicht mindestens einige Minuten auf eine Aufgabe oder Aktivität richten kann. In diesem Fall ist es meist besser, wenn die Eltern sich darauf konzentrieren, ihrem Kind die aufmerksame Zuwendung als ein eigenständiges Ziel beizubringen, statt zu versuchen, es in neuen Fertigkeiten zu unterrichten. Wenn die Aufmerksamkeitsspanne des Kindes zunimmt, dann wird auch die Zahl bedeutsamer Ziele wachsen. Statt zum Beispiel zu versuchen, ein ablenkbares Kind dahin zu bringen, Bilder in einem Buch zu benennen, versuchen Sie lieber, es zu überreden, sich hinzusetzen und gemeinsam etwas anzuhören oder anzusehen, und verhindern Sie bloßes Durchblättern des Buches und die Fixierung auf Details, zum Beispiel auf Wörter oder Zahlen auf einer Seite, die für das Kind sinnlos sein können.

Gehen Sie vom Entwicklungsniveau des Kindes aus, und nicht unbedingt von seinem Lebensalter, so daß nur entwicklungsgemäße Tätigkeiten gelernt werden, mit einfachen und unmittelbaren Belohnungen für den Erfolg. Es ist manchmal möglich, die stereotypen Aktivitäten des Kindes (wie das Verdrehen der Finger, wenn es daran Freude hat) als Belohnung einzusetzen, wenn es etwas getan hat, was es tun sollte. Körperliche Bestrafung ist meist ein ungeeignetes Mittel. Die Ausnahmen können extreme oder lebensbedrohliche Situationen sein, so zum Beispiel, wenn ein Kind auf die Straße läuft oder auf ein hohes Sims klettert. In solchen Situationen muß jede Bestrafung der Tat unmittelbar folgen, so daß zwischen beidem eine Verbindung hergestellt wird, auch dann, wenn das Kind die Gefahr nicht versteht. Es ist nicht hilfreich, das Verhalten autistischer Kinder mit Begriffen wie »unartig sein« zu benennen. Bezeichnungen wie »böse« oder »gut sein« können weit über dem Verständnisniveau des Kindes liegen. Ein geradliniges, auf Regeln gestütztes Vorgehen ist vermutlich wirksamer als lange, verwickelte Erklärungen. Deshalb wird ein »Nein, tu das nicht« ausreichend sein und weniger Verwirrung verursachen. Wenn Änderungen nötig sind, versuchen Sie nicht alles auf einmal. Beschäftigen Sie sich nacheinander mit den verschiedenen Problemen.

Wenn Ihr Kind noch nicht in einer Kinderkrippe oder Spielgruppe ist, dann unternehmen Sie etwas, um sicherzustellen, daß bei der erstmöglichen Gelegenheit eine für Ihr Kind geeignete Einrichtung gefunden wird. Wenn von einem Kind bekannt ist, daß es spezielle Bedürfnisse hat, dann können Sie damit rechnen, daß ihm der Vorrang gegeben wird. Wir haben das Gefühl, daß immer dann, wenn die Schwierigkeiten des Kindes nicht ganz geringfügig sind, die Eltern die Probleme offen aussprechen und nicht den Versuch machen sollten, sie zu verbergen. Lehrerinnen und Erzieherinnen sind im allgemeinen bereit, einem kleinen Kind eine Chance zu geben, und werden ihr Bestes tun. Wenn sie aber das Gefühl haben, daß ihnen das Kind als normal vorgestellt wurde, obwohl sich die Eltern beträchtlicher Schwierigkeiten bewußt waren, dann reagieren sie mit weniger Sympathie.

Ein möglicher Nachteil einer frühen Diagnose des Autismus (sagen wir, im Alter von zwei oder drei Jahren) ist die Tatsache, daß die Eltern dann das Gefühl haben, ihr Kind müsse unmittelbar in eine sonderschulische Einrichtung aufgenommen werden, damit es möglichst große Fortschritte macht. Wir möchten betonen, daß dies keineswegs der beste Weg ist, denn es würde bedeuten, dem Kind die Möglichkeiten zu nehmen, mit normalen Kindern zusammenzusein und von ihnen zu lernen. Kleine autistische Kinder brauchen, wie alle anderen, Zeit für die Reifung, für den Erwerb von Fähigkeiten und für soziale Erfahrungen, die eine Grundlage für ihr zukünftiges Lernen in der Schule sind.

Es ist wichtig, gut darauf zu achten, das Kind nicht mit gutgemeinten, aber irreführenden Unwahrheiten zu verwirren. Zum Beispiel wußte ein kleines autistisches Mädchen, daß es heiße Dinge nicht berühren darf. Ihre Eltern, die sie davon abbringen wollten, ständig mit dem Video-Recorder herumzuspielen, erzählten ihr, daß er heiß sei. Dies war eine kurzlebige List, die wenig hilfreich war, weil es ihr Verständnis vom Wesen der Hitze durcheinanderbrachte. Es wäre viel besser gewesen, wenn man einfach ständig »Nein, nicht anfassen« gesagt und auch gemeint hätte.

Das der Lenkung autistischer Kinder zugrunde liegende Prinzip, unabhängig von ihrem Entwicklungsniveau, ist es, Brücken zum Verständnis aufzubauen. Wenn man daran denkt, daß autistischen Kindern die Fähigkeit fehlt, der Welt einen Sinn abzugewinnen, dann folgt daraus, daß alles, was ihnen die Dinge verständlich macht, die Mühe lohnt.

Einige Eltern haben das Glück, in einer Gegend zu wohnen, wo ein »Portage-program« eingerichtet ist. Dieser Dienst bietet für Kinder mit Entwicklungsschwierigkeiten Hilfe und Anleitung in der häuslichen Situation. Den Eltern wird gezeigt, wie sie bei der Förderung der Entwicklung, die sich in kleinen Schritten in Richtung auf bedeutsame Ziele zubewegt, einen aktiven Teil übernehmen können. Für kleine autistische Kinder kann die Portage-Methode sehr nützlich sein, und wir würden Eltern, denen die Möglichkeit zur Teilnahme offensteht, den Rat geben, dieses Angebot zu nutzen. In einigen Regionen wird Spielzeug ausgeliehen, das für Eltern autistischer Kinder ein nützliches Hilfsmittel sein kann. Es gibt andere ähnliche, meist gut organisierte Programme für behinderte Kinder. Für autistische Kinder kann es sehr wertvoll sein, daran teilzunehmen.

Eines der schlechtesten Szenarien ist es wohl, wenn autistische Züge von wohlmeinenden, aber schlecht informierten Fachleuten mißverstanden werden, die die Schwierigkeiten des Kindes als Symptome elterlicher Fehlerziehung und schwacher elterlicher Fähigkeiten interpretieren. Das vergrößert oft die Schuldgefühle, unter der viele Eltern behinderter Kinder anscheinend ohnehin leiden, und verzögert konstruktivere Vorgehensweisen und Einstellungen zu den familiären Problemen. Nach unserem Gefühl ist es schon schwierig genug, mit einem behinderten Kind umgehen zu müssen, auch wenn man nicht indirekt als Ursache der Behinderung verantwortlich gemacht wird. Unsere unveränderliche Praxis ist es, daß wir dann, wenn wir die Diagnose des Autismus stellen, den Eltern gegenüber betonen, daß sie nicht die Ursache der Behinderung sind, woraus nicht folgt, daß in einigen Aspekten ihre Erziehung nicht noch verbessert werden könnte. Es ist offensichtlich, daß die stabilsten, glücklichsten und am besten organisierten Familien durch ein autistisches Kind in ihrer Mitte genau demselben Druck ausgesetzt wären, der uns und anderen, die in diesem Bereich arbeiten, so sehr vertraut ist.

In einigen Familien kreist alles um das autistische Familienmitglied. Von Brüdern und Schwestern wird oft verlangt, sich mit ständigen Störungen in allen Aspekten ihres Lebens abzufinden. Manchmal haben sie das Gefühl, daß sie keine Freunde nach Hause mitbringen können, weil ihr autistisches Geschwister ein ständiges Chaos produziert. In einer Familie waren nicht nur alle Spaziergänge eingestellt worden, sondern die Eltern empfanden auch eine derartig tiefe Scham darüber, ein behindertes Kind zu haben, daß die Mutter sich beinahe völlig isolierte und versuchte, das Kind vor den Blicken der Öffentlichkeit zu verbergen. Dieses Kind war ein intelligentes kleines Mädchen, das man gerne ansah und das in der Lage war, von sozialen Erfahrungen zu profitieren.

In einigen Familien gibt es eine Tendenz der normalen Kinder, sich für ihren autistischen Bruder oder ihre autistische Schwester verantwortlicher zu fühlen und auch mehr Verantwortung zu übernehmen, als vielleicht angebracht oder notwendig wäre. Dies kann von den Eltern noch unterstützt werden, die vielleicht der Vorstellung anhängen, die Familie müsse besonders zusammenhalten. Als dies aber in einer bestimmten Familie geschah, flüchtete der normale Bruder, der zwei jüngeren autistischen Brüdern viel Zeit hatte opfern müssen, bei der ersten Gelegenheit ans andere Ende der Welt. Bei einer anderen Familie bewunderten wir die Mutter nicht wenig, die eine sehr positive Einstellung zu ihrer nichtbehinderten Tochter einnahm, die, wie sie versicherte, niemals veranlaßt wurde, sich für ihren sehr behinderten älteren autistischen Bruder verantwortlich zu fühlen. Die National Autistic Society ist über den möglicherweise schädlichen Einfluß besorgt, den ein autistisches Kind in der Familie auf die Geschwister hat. 1989 fand ein Treffen für interessierte Brüder und Schwestern statt, mit dem Resultat, daß solche Zusammenkünfte hilfreich sein können, aber besser organisiert und in regulärer Weise auf regionaler Grundlage durchgeführt werden sollten. Patricia Howlin, eine der Organisatorinnen der Gruppe, hat einen Aufsatz über dieses Thema geschrieben (Howlin, 1989).

Bei der Bewältigung der Probleme, die ein autistisches Kind in der Familie produziert, müssen auch die Bedürfnisse der normalen Kinder beachtet werden. Wir sind uns allerdings sehr darüber im klaren, daß es dabei nicht einfach nur darum geht, diese Bedürfnisse nicht zu vergessen, sondern vielmehr um das logistische Problem, mehr als ein Minimum an Zeit und Energie zu finden, darauf einzugehen. Selbst wenn es in der Familie keine anderen Kinder gibt, kann die Beziehung zwischen den Partnern aus denselben Gründen schwer belastet sein. Abende, die vollständig von dem autistischen Kind beansprucht werden, tragen wenig dazu bei, die Beziehung zu festigen. Obwohl es vergleichsweise leicht sein mag, für normale Kinder eine Aufsicht zu finden, zögern viele Eltern, ihr autistisches Kind jemandem außerhalb der Familie anzuvertrauen – und manchmal auch, jemandem innerhalb der Familie.

Eine zeitlich befristete Betreuung, manchmal nach einem regelmäßigem Terminplan, die aus der Unterbringung in einem Heim an den Wochenenden und in den Ferienzeiten usw. besteht, wird von einigen Eltern mit Erleichterung begrüßt. Träger dieser Heime sind manchmal private Hilfsorganisationen, andere werden von lokalen Behörden unterhalten. Wieder andere Organisationen bieten eine befristete Betreuung, in der Weise, daß ein schwieriges Kind an spannungsreichen Tagen oder an Wochenenden »adoptiert« werden kann, um seiner schwer belasteten Familie eine Pause zu verschaffen. Manchmal kommt es vor, daß Eltern, die unter Streß leben, das Angebot einer befristeten Betreuung ablehnen; wie schrecklich die häuslichen Verhältnisse auch sein mögen, ein solcher Vorschlag bestätigt ihre Gefühle von Schuld und Angst. Das ist verständlich, aber sehr unproduktiv. Gewöhnlich erkennen die Eltern nach einer Beratung die Vorteile einer zeitweiligen Trennung von ihrem autistischen Kind, und sie lernen nicht nur, das Angebot zu akzeptieren, sondern positive Schritte zu unternehmen, die gewonnene Zeit zu nutzen. Manchmal bewahrt die Annahme einer befristeten Betreuung den Rest der Familie davor, auseinanderzufallen, während das autistische Kind keinerlei Schaden nimmt.

Heimschulen, die speziell für autistische Kinder bestimmt sind, gibt es wenig, aber es können andere geeignete Alternativen zur Verfügung stehen. Manchmal bewältigen Familien die Probleme gut bis in die spätere Kindheit und das frühe Jugendalter hinein; von da an verursacht das Verhalten des autistischen Kindes in Verbindung mit seiner immer noch zunehmenden Körpergröße sehr ernste Störungen. Die Gefühle von Schuld und Unzulänglichkeit können auch entstehen, wenn eine Heimunterbringung vorgeschlagen wird. Aber die Trennung kann zu einer Verbesserung des Verhaltens führen, die ihrerseits ein besseres Klima innerhalb der Familie erzeugt.

Man kann Eltern und Geschwistern nicht von vornherein sagen, welches der richtige und welches der falsche Weg zur Bewältigung der Probleme ist. Jede Familie muß ihr eigenes Heil selbst finden, hoffentlich mit der Hilfe und Unterstützung erfahrener Fachleute. Wenn Familien einige Beispiele für die Art und Weise erhalten, wie andere Familien auf ein autistisches Kind reagiert haben, werden sie ihre eigenen Lebensverhältnisse wiedererkennen, was sie in die Lage versetzt, ihrerseits Hilfen zu finden, um Veränderungen zum Besseren zu erreichen.

Als Nachtrag, nachdem wir dieses recht düstere Bild von den möglichen Familienschwierigkeiten gezeichnet haben, müssen wir betonen, daß bei einigen autistischen Kindern das Zusammenleben überhaupt nicht schwierig ist und daß diese ihre Probleme auf subtilere Weise zeigen.

7. Sprechen und Sprache: Entwicklung der Kommunikation bei autistischen Kindern

Es gibt bestimmte charakteristische Merkmale bei der Entwicklung von Sprache und Sprechen, die eine Besonderheit autistischer Kinder sind. Erstens ist eine Verzögerung der Entwicklung unter ihnen besonders weit verbreitet (und diese Verzögerung muß in Beziehung zum gesamten Entwicklungsniveau gesehen werden). In ihrem Buch »Autism: Explaining the Enigma« (1989) weist Uta Frith darauf hin, daß Verzögerungen in der Sprachentwicklung manchmal auf eine grundlegende Sprachstörung hinweisen, manchmal nicht. Normale Kinder erwerben die Sprache aufgrund eines starken und ausgeprägten Wunsches nach Kommunikation. Daraus folgt, daß Beeinträchtigungen der Motivation zur Kommunikation, wie sie bei autistischen Kindern vorhanden sind, zur Verzögerung der Sprachentwicklung beitragen. Tatsächlich ist dies oft der erste Grund, warum Kinder, die später als autistisch diagnostiziert werden, Fachleuten vorgestellt werden, und warum Sprachtherapeuten oft die ersten Fachleute sind, die dem Problem begegnen. Eltern berichten oft, daß ihr Kind gegen Ende des 1. Lebensjahres begann, die Sprache zu erwerben, sie später aber anscheinend wieder verlor. Wenn sie schließlich wiederkehrte, unterschied sie sich in ihrer Struktur von der Sprache, die Kinder mit spezifischen Sprachschwierigkeiten zeigen. Im wesentlichen konzentrierten sich die Probleme auf den *Gebrauch* der Sprache. Das Kind hatte möglicherweise die zur Kommunikation erforderlichen linguistischen Strukturen erworben und vielleicht sogar relativ gut in standardisierten Sprachuntersuchungen abgeschnitten, beteiligte sich aber nicht mit Erfolg an einer wechselseitigen Kommunikation.

Wir beginnen jetzt, diese »kommunikative Intention« auf eine praktische Art zu untersuchen. Dazu benutzen wir eine einfache

Untersuchungsmethode, genannt »ein pragmatisches Profil« (Dewart & Summers, 1988). Das Ziel ist es, eine Vorstellung davon zu entwickeln, wie ein kleines Kind versucht, Sprache zu benutzen, um auf seine Bedürfnisse und Interessen aufmerksam zu machen, und wie wirksam bei Berücksichtigung von Alter und Fähigkeiten diese Strategien sind. Dieses Profil muß in bezug auf den gesamten Entwicklungsstand des Kindes beurteilt werden.

Die Sprech- und Sprachprobleme autistischer Kinder werden nicht selten als eine »semantisch-pragmatische Störung« bezeichnet. Dieser Begriff hat in der Zeit, als dieses Buch geschrieben wurde, zu einigen Auseinandersetzungen geführt. Diejenigen, die wenig oder keine Erfahrung mit dem Autismus haben, besonders in seiner schwächsten Form, bei der es wenig klassische Merkmale gibt, neigen dazu, die sprachlichen Besonderheiten sprechender autistischer Kinder als eine separate Störung anzusehen. Nach unserer Ansicht ist die ausschießliche Ausrichtung auf die Sprache und ihre linguistischen Merkmale – ohne Berücksichtigung des gesamten Entwicklungsstandes – unangemessen und zu vereinfachend. Die Kenntnis der Entwicklungsgeschichte des Kindes und eine Beurteilung seiner Interessen, seines Spiels, seiner sozialen Beziehungen usw. haben entscheidende Bedeutung, wenn die wahre Natur der Schwierigkeiten verstanden werden soll. Mit anderen Worten, die Existenz des Autismus, wie schwach oder subtil er auch sein mag, muß erkannt werden. Erst dann versteht man diese Kinder. Das medizinische Störungsmodell hat unter Sprachtherapeuten und anderen Fachleuten zu einer beträchtlichen Verwirrung geführt, und es hat verhindert, daß die zugrundeliegende Verursachung erfaßt wurde, die entscheidende Bedeutung für die weitere Entwicklung hat. Diese Debatte könnte beendet werden, wenn der Begriff »Störung« (disorder) durch den Begriff »Schwierigkeiten« (difficulties) abgelöst würde, was die Kliniker ermutigen könnte, ihn im beschreibenden und nicht im diagnostischen Sinn zu verwenden.

Die folgende Liste soll für diejenigen Aspekte von Sprechen und Sprache, die von der Norm abweichen, die Entwicklung bei autistischen Kindern beschreiben:

1) Das Kind achtet nicht auf die menschliche Stimme, obwohl seine Hörfähigkeit normal ist, sondern statt dessen auf andere Laute, die es interessieren. Das können sehr spezielle Laute

sein, etwa das Geräusch eines ins Wasser fallenden Steins, oder Geräusche, die sich auf Nahrungsmittel beziehen, z.B. das Öffnen einer Keksdose.

2) Das Sprachverständnis ist schwach oder fehlt sogar ganz, und das autistische Kind zeigt wenig Interesse an der Kommunikation, ausgenommen dann, wenn es um seine eigenen Bedürfnisse und hochspeziellen Interessen geht. Dabei kann es zu Täuschungen kommen, weil das schwache Verständnis oft durch ein flüssig wirkendes Sprechen überdeckt wird (siehe Nr. 11).
3) Es gibt wenig oder keine Versuche, durch Augenbewegungen, Gestik oder Mimik Mitteilungen zu machen. Dazu gehört auch das Hindeuten auf interessante Gegenstände.
4) Das Kind bemüht sich nicht, die Zuwendung eines Erwachsenen zu erreichen, um sich gemeinsam mit einem interessanten Thema zu beschäftigen. Bei normalen Kindern kann man dies sogar vor ihrem 1. Geburtstag beobachten.
5) Manche Kinder eignen sich einen umfangreichen Wortschatz an, so daß sie viele Alltagsgegenstände richtig benennen können.
6) Unmittelbare Echolalie kommt besonders häufig vor; das Kind wiederholt alles oder Teile dessen, was zu ihm gesagt wurde.
7) Irgendwie lernt das autistische Kind Ausdrücke, Sätze, sogar anspruchsvolle sprachliche Ausdrücke, die es oft im richtigen Zusammenhang wiedergeben kann. Zum Beispiel ermahnte ein intelligentes autistisches Kind in einer Sprachklasse ein störendes Kind, indem es wortgetreu die Warnung seines Lehrers wiedergab: »Du mußt rausgehen, wenn du nicht still sitzen und zuhören kannst.«
8) Oft behalten die Kinder Werbesprüche aus dem Fernsehen und wiederholen sie, ebenso Lieder, Kinderreime usw.
9) Fragen sind ein besonders schwieriges Sprachproblem. Das Kind geht in einer Unterhaltung nicht darauf ein, kann aber eine Antwort geben, wenn es Hilfen erhält. Es scheint so, als ob bestimmte Stichwörter passende Reaktionen und Assoziationen auslösen.
10) Die Kinder haben oft spezielle Schwierigkeiten mit solchen Teilen der Sprache, deren Bedeutung veränderlich ist, zum

Beispiel mit den Pronomen »ich« und »du«. Das betrifft auch den Gebrauch von Wörtern wie »in«, »auf«, »unter«, »das nächste« usw. Sie werden vielleicht in einer speziellen Situation verstanden, aber nicht in einem größeren Zusammenhang.

11) Das autistische Kind, das sprechen kann, scheint imstande zu sein, mehr zu sagen, als es versteht. Ein schwaches Verständnis kann durch anscheinend passende Reaktionen überdeckt sein. Ausdrücke wie: »Ich kann mich nicht erinnern« können tatsächlich bedeuten: »Ich habe nicht verstanden, was du sagst.« Einige Kinder können in beträchtliche Angst und Panik geraten, wenn zu ihnen in einer Art und Weise gesprochen wird, die für sie nicht unmittelbar sinnvoll ist, mit anderen Worten, wenn das, was sie hören, nicht in ihren Vorrat von Verständnismöglichkeiten paßt; dann wissen sie nicht mehr, was von ihnen erwartet wird. Daher die Panik.

12) Interaktive kommunikative Fähigkeiten sind sehr schwach, was bedeutet, daß das Kind nicht normal an einer Unterhaltung teilnehmen kann.

13) Die Fähigkeit, ein Wechselgespräch zu führen und die dazugehörenden Mittel einzusetzen, z.B. Nicken und eine passende Körpersprache, fehlt oder ist gestört.

14) Es gibt selten Probleme mit der Klarheit der Aussprache, aber Lautstärke und Stimmführung können eigenartig sein.

15) Das Kind, das sprechen kann, redet oft auf andere Leute ein, häufig über seine speziellen Interessen, die von Monstern bis zu Eisenbahnfahrplänen reichen. Es versäumt, die Interessen und Verständnismöglichkeiten des Zuhörers zu berücksichtigen.

16) Das Kind versteht die Sprache wortwörtlich; es erfaßt keine Schlußfolgerungen und keine indirekten Informationen. Ein Beispiel dafür ist ein Kind, das, als es vom Lehrer gefragt wurdc, ob es seine Milch finden könne, zur richtigen Stelle blickte und »ja« sagte, aber keinen Versuch machte, sich die Flasche zu nehmen, wie es erwartet wurde.

17) Der Sprachgebrauch des Kindes ist konkret und zeigt wenig Flexibilität.

18) Humor, wenn vorhanden, bleibt beschränkt auf Slapstick-Szenen oder Wortspiele.

Tab. 1: Unterschiede zwischen Autismus höheren Niveaus und Sprachstörung

Autismus höheren Niveaus (Semantisch-pragmatische Schwierigkeiten)	**Nur sprachliche Schwierigkeiten**
1) Sprechen und Sprache mit 5 Jahren erworben, aber verzögert.	1) Sprachentwicklung ist verlangsamt, Defizite bleiben lange bestehen.
2) Spracherwerb erfolgt nicht nach den linguistischen Regeln, sondern nach auswendig gelernten echolalischen Mustern.	2) Schwierigkeiten in der sprachlichen Ausdrucksfähigkeit sind größer als im Sprachverständnis.
3) Artikulationsschwierigkeiten sind relativ selten.	3) Zeigt wahrscheinlich eher dyspraktische Elemente, d.h. Artikulationsprobleme.
4) Echolalische Muster breiten sich allmählich aus – was zu einem geschickten Gebrauch von eingeübten Sprachmustern und situationsgebundenem Sprechen führen kann.	4) Wenn Echolalie auftritt, dann ist sie eher einfach und von kurzer Dauer.
5) Das auditive Gedächtnis ist wahrscheinlich gut.	5) Unternimmt eher Versuche, das Interesse anderer Menschen zu gewinnen (um gemeinsamen Interessen nachzugehen, nicht nur, um Zuwendung zu bekommen).
6) Sprachliche Ausdrucksfähigkeit ist weiter entwickelt als Sprachverständnis.	6) Das Verhalten ist allgemein unreif, nicht anormal oder seltsam.
7) Eine Beeinträchtigung der Fähigkeit zur Gesprächsführung ist erkennbar, d.h. das Kind ist unfähig zur wechselseitigen Kommunikation.	7) Zeigt eher ein ausgeglichenes Profil von Fähigkeiten.
8) Spricht gern über die eigenen Interessen. Die Themen können sonderbar sein, der Themenbereich ist beschränkt.	8) Hat Schwierigkeiten beim Auffinden und bei der richtigen Reihung von Wörtern – das auditive Gedächtnis ist schwach.
9) Spricht *zu* Leuten und nicht *mit* ihnen, d.h. scheint sich nicht über das Bewußtsein des Zuhörers im klaren zu sein.	9) Hat Schwierigkeiten bei Gesprächen wegen der Wortfindungs- und -reihungs-Probleme, aber nicht wegen einer zugrundeliegenden Unfähigkeit, Sprache richtig einzusetzen.

Tab. 1: (Fortsetzung)

Autismus höheren Niveaus (Semantisch-pragmatische Schwierigkeiten)	**Nur sprachliche Schwierigkeiten**
10) Oft werden »Sprachschwierigkeiten und Verhaltensstörungen« diagnostiziert. Das Kind wird als verhaltensgestört bezeichnet, die zugrunde liegende soziale Beeinträchtigung* wird nicht erkannt – wenn es schließlich doch geschieht, wird das Kind besser verstanden.	10) Die sozialen Probleme beruhen auf Unreife, nicht auf Anomalie.
11) In der Lebensgeschichte gibt es manchmal Hinweise auf den Autismus, manchmal nicht. Autistische Züge nehmen im Entwicklungsverlauf ab.	11) Es können Leseschwierigkeiten auftreten, aber keine Hyperlexie.
12) Lernt leicht, versteht und nutzt aber nicht immer, was es gelernt hat.	12) Dem Spiel kann es an Phantasie fehlen; es ist unreif.
13) Es gibt ein unausgeglichenes Profil von Fähigkeiten und Defiziten. Möglich sind Inseln der Befähigung.	
14) Kann hyperlexisch sein, aber es kann eine Leseschwäche in Verbindung mit motorischer Ungeschicklichkeit bestehen (was später mit dem Asperger-Syndrom zusammenhängt).	
15) Das Spiel ist immmer eingeschränkt, kann aber anfangs beeindrucken.	
16) Benutzt die Kommunikation hauptsächlich im Dienst der eigenen Bedürfnisse, Interessen usw.	
17) Die körperlichen Meilensteine der Entwicklung sind oft normal, die grobmotorischen Fähigkeiten können gut sein.	

* Der Begriff soziale Beeinträchtigung wird benutzt, um die Unfähigkeit zu bezeichnen, die Feinheiten in den unterschiedlichen sozialen Situationen zu verstehen und darauf richtig zu reagieren. Er bedeutet nicht unbedingt extreme soziale Isolation oder einen völligen Mangel an sozialen Bedürfnissen.

Aus der Liste geht hervor, daß die Besonderheit der Sprache autistischer Kinder darin besteht, daß sie die kognitiven und sozialen Schwächen, die wir vorher beschrieben haben, widerspiegeln. Nicht-autistische Kinder mit einer spezifischen Sprachstörung zeigen sicherlich auch Schwierigkeiten beim sprachlichen Verständnis und beim sprachlichen Ausdruck, aber ihre soziale Entwicklung, obwohl möglicherweise zurückgeblieben, ist nicht unnormal. Sie können andere Mittel finden, sich auszudrücken und ihren Gesprächspartner so zu lenken, daß er sie beachtet und ihre verschiedenen Interessen mit ihnen teilt. Um die Unterschiede zwischen der sogenannten semantisch-pragmatischen Störung beim Autismus hohen Niveaus und echter Sprachverzögerung bzw. -störung zu verdeutlichen, haben wir zur Erleichterung des Überblicks eine Tabelle ausgearbeitet. Die Beschreibungen der semantisch-pragmatischen Störung in der Literatur sind oft verwirrend und widersprüchlich. Die Autoren scheinen mit der Forschungsliteratur vertrauter zu sein als – aufgrund eines langen, tagtäglichen Kontakts – mit den Kindern selbst. Außerdem scheint es die Tendenz zu geben, für Forschungszwecke viele einzelne Störungen voneinander abzugrenzen (das Vorgehen des medizinischen Modells).

Bishop (1989) hat empfohlen, den Begriff »spezifische semantisch-pragmatische Störung« (»Specific semantic-pragmatic disorder«) zu verwenden, denn:

> »Es gibt Kinder, die nicht autistisch sind, aber zunächst das Bild einer Sprachverzögerung und einer Beeinträchtigung des Sprachverständnisses zeigen und die später klar und in komplexen Sätzen sprechen lernen, bei denen aber semantische und pragmatische Abnormitäten in dem Maße, wie ihre sprachliche Fähigkeit wächst, zunehmend deutlicher werden, wobei die Struktur ihrer sprachlichen Defizite mit zunehmendem Alter klarer hervortritt.«

Obwohl Bishop einen sehr gründlichen Überblick über die Debatte »Autismus oder semantisch-pragmatische Schwierigkeiten?« gibt, zeigen ihre Schlußfolgerungen, daß sie sich an den »konventionellen diagnostischen Kriterien des Autismus« orientiert. Die Folge ist ein Verfahren des Punktezählens, wie es Kanner vor 50 Jahren vorgeschlagen hat.

Dieses Vorgehen entspricht nicht der Entwicklung der gegenwärtigen Forschung über den Autismus, bei der es als wesentlich angesehen wird, alle Aspekte der Sprache in unterschiedlichen Umgebungen zu berücksichtigen, und außerdem den Entwicklungsverlauf zu beachten, wenn eine Diagnose gestellt wird. Diese Gesichtspunkte außer acht zu lassen, um die Existenz einer separaten Sprachstörung zu bestätigen, ist ein fragwürdiger Weg, Probleme zu lösen. Was meint Bishop mit »nicht-autistisch«? Sicherlich ist es möglich, daß diese Kinder nicht im klassischen Sinn autistisch sind. Aber Kinder, die solche Kommunikationsschwächen zeigen, als nur sprachbehindert anzusehen, ist eine zu große Vereinfachung.

Die Besonderheiten der Sprache müssen als die Spitze des Eisbergs angesehen werden; wenn das nicht geschieht, werden die wirklichen, den Problemen des Kindes zugrunde liegenden Schwierigkeiten nicht erkannt. Eine Ausrichtung der späteren Therapie auf linguistische Aspekte wird weder hilfreich noch angemessen sein. Wir können nicht genug betonen, daß Kinder, bei denen diese Struktur der sprachlichen Entwicklung zu erkennen ist, unter einem zugrundeliegenden kognitiven Defizit leiden – eben demjenigen Defizit, das Frith mit dem Autismus verbindet. Was bei diesen Kindern widersprüchlich zu sein scheint, ergibt einen Sinn, sobald die autistische Struktur wahrgenommen wird.

Bishop (1989) hat behauptet, daß die Ausweitung der Terminologie (Autismus in einem breiteren Kontext zu sehen) eher Mißverständnisse als Klarheit erzeugt. Wir behaupten, daß das Gegenteil der Fall ist. Je mehr Bezeichnungen und Störungen man definiert, desto schwieriger wird es, zu entscheiden, welches Kind in welche Schublade paßt. Der Begriff »Autismus« wird weithin verwendet, weil die Forschung gezeigt hat, daß das Kerndefizit dieser Störung weit verbreitet ist. Es ist deshalb gut begründet, den Begriff auf diese Weise zu benutzen.

Viele autistische Kinder bleiben stumm. Ihr Entwicklungsniveau ist wahrscheinlich niedriger als das Niveau der sprechenden Kinder. Es wird im allgemeinen angenommen, daß die Prognose weniger günstig ist, wenn autistische Kinder bis zum Alter von 5 Jahren noch keine praktisch nützliche Sprache entwickelt haben.

Ist Sprachtherapie eine Hilfe?

Viele Eltern glauben, daß dann, wenn ihrem autistischen Kind beigebracht werden könnte, zu sprechen, alles in Ordnung sei. Leider ist diese Meinung weit von der Realität entfernt, und deshalb sollten sich Sprachtherapeuten von ihrem Wunsch zu helfen nicht verleiten lassen, diese Erwartung unbeabsichtigt zu unterstützen.

Zweifellos haben Sprachtherapeuten bei der Diagnose kleiner autistischer Kinder eine wichtige Aufgabe. Die Früherkennung der autistischen Kommunikationsprobleme eines kleinen Kindes kann entscheidend dazu beitragen, die Familie den geeigneten Einrichtungen zuzuführen, von denen die bestmögliche Hilfe zu erwarten ist. Gewöhnlich geben die Sprache und das situationsgebundene Sprechen autistischer Kinder eine überhöhte Vorstellung ihrer Kommunikationsfähigkeit. Ein wichtiger Teil der Aufgaben des Sprachtherapeuten ist es, diese Fähigkeiten mit dem Niveau des Sprachverständnisses des Kindes zu vergleichen, das äußerst niedrig sein kann.

Nach unserer Ansicht ist es nicht nötig, eine lange Serie formaler Tests durchzuführen, wenn schon die Ergebnisse von zwei oder drei Tests zu Einschätzungen des kindlichen Verständnisniveaus führen, die als Maßstab für alle Entwicklungsfortschritte dienen können. Zu den nützlichsten diagnostischen Mitteln gehören nach unserer Erfahrung die »Reynell Developmental Language Scales«[1], das »Derbyshire Language Scheme« (ein detaillierter Test des Sprachverständnisses), der »Test of Reception of Grammar« (Test für die Rezeption der Grammatik) und Renfrews »Action Picture Test and Bus Story« (Test mit Aktionsbildern).

Eine linguistische Analyse der sprachlichen Äußerung eines autistischen Kindes, ohne die Berücksichtigung des Verständnisniveaus, scheint für uns eine nutzlose Übung zu sein, die für die praktischen Probleme weitgehend irrelevant ist. Die überaus individuelle Art des Sprachgebrauchs autistischer Kinder beruht mehr auf dem auditiven Gedächtnis als auf wirklich linguistischer Befähigung. Daher können wir in einer minutiösen Untersuchung der Sprachproduktion wenig Sinn sehen, wenn nicht zunächst die

1 Deutsche Bearbeitung: Reynell, J.K. (1985).

zugrundeliegende Diagnose und das Verständnisniveau berücksichtigt werden. Offensichtlich können »Unterhaltungen« von autistischen Kindern mit höherem Entwicklungsniveau beim ersten Hören sehr eindrucksvoll wirken. Aber diejenigen, die die Kinder gut kennen, werden sich völlig darüber im klaren sein, daß die sprachlichen Äußerungen aus bloßen Wiederholungen bestehen und nur spezielle Interessen oder zwanghafte Neigungen wiedergeben. Die Themen, über die autistische Kinder reden, können – vorliegenden Tonband-Aufnahmen zufolge – unpassend oder sogar bizarr sein, ja die ganze Unterhaltung kann unproduktiv sein trotz der Tatsache, daß das Kind offenbar fähig ist, die Reihenfolge der Wörter und die Zeiten zu verändern usw., die Stimmführung in verschiedenartiger und scheinbar sinnvoller Weise einzusetzen – wodurch, wenigstens oberflächlich, der Eindruck entsteht, es würde eine echte Unterhaltung geführt.

Es kann fragwürdig sein, ob es nötig ist, eine kontinuierliche und langfristige Sprachtherapie anzubieten. Ob die Mittel für eine Behandlung autistischer Kinder durch eine Gruppe von unzureichend ausgestatteten und überlasteten Spezialisten bereitstehen, hängt wahrscheinlich von der geographischen Lage, den finanziellen Mitteln und der Art der Unterbringung ab. Die ersten zwei Bedingungen erklären sich von selbst. Die dritte Bedingung ist, in welche Art von Klinik das Kind aufgenommen wurde, ob es eine vorschulische Einrichtung besucht oder schon zur Schule geht. In einer Klinik gehört es zu den Voraussetzungen einer Behandlung, daß das Kind untersucht und beurteilt worden ist. Jede reguläre Behandlung sollte sich darauf konzentrieren, den Eltern Anleitungen in Erziehungsfragen zu geben und eine Kommunikation auf der passenden Entwicklungsstufe zu unterstützen.

Jede Aufnahme in eine vorschulische Einrichtung ist empfehlenswert. Sie verschafft dem Kind nicht nur wertvolle soziale Erfahrungen und Lernmöglichkeiten, sondern erlaubt es auch, seine Lern- und Verhaltensprobleme zu klären. Unter diesen Bedingungen kann es die Aufgabe des Sprachtherapeuten sein, die Entwicklung des Kindes zu begleiten und über seine Fortschritte regelmäßige Aufzeichnungen zu machen. Daraus ergeben sich natürlich Überlegungen, welche die am besten geeignete Schule sein wird.

Wenn das Kind die Fähigkeiten besitzt, die zum Besuch der

Regelschule nötig sind, dann ist es weniger wahrscheinlich, daß es Sprachtherapie braucht. Innerhalb einer Sonderschule ist der Sprachtherapeut ein Helfer des Klassenlehrers, und seine Rolle wird je nach der Art der Schule und der Fachkenntnisse der Lehrer unterschiedlich sein. Im allgemeinen werden die Probleme der Diagnose gelöst sein; die diagnostische Beurteilung wird als ein fortlaufender Prozeß weitergeführt, während die Sprachtherapie unterschiedlich sein wird. An dieser Stelle sollte erwähnt werden, daß die Verwendung des Begriffs »Sprechtherapie« (»Speech-Therapy«) sehr irreführend sein kann. Er legt die Vermutung nahe, daß dem Kind geholfen wird, gut zu artikulieren bzw. zu sprechen. Da diese Therapie aber wesentlich mehr bietet, erfolgte im April 1991 eine Umbenennung in »Sprech- und Sprachtherapie« (»Speech and Language Therapy«)[2], was passender ist und die Betonung auf die *Kommunikation* statt auf deren Elemente legt. Die Behandlung kann individuell oder in Gruppen geschehen, wobei möglicherweise ein Sprachprogramm eingeführt wird. Obwohl wir keineswegs überzeugt sind, daß autistische Kinder immer unter einer fundamentalen Sprachstörung leiden, kann es wenig Zweifel geben, daß ihre mangelhafte Motivation zur Kommunikation ein Hindernis beim Erwerb der Sprache ist. Die Verzögerung kann teilweise überwunden werden, und zwar in der Weise, daß das Kind sich auf das nächste Entwicklungsstadium zubewegt. Zum Beispiel können für ein Kind, das über ein großes Vokabular zur Benennung von Gegenständen verfügt, spezifische Hilfen zum Erwerb von Verben nützlich sein. Wiederum muß betont werden, daß es die befähigteren Kinder sind, die wahrscheinlich am meisten von einer sprachtherapeutischen Förderung profitieren.

Oft wird es das beste sein, Aktivitäten durchzuführen, bei denen besonderer Wert darauf gelegt wird, das Bewußtsein des Kindes für die äußere Welt zu fördern und sein Verständnis dieser Welt zu erweitern. Es müssen Brücken gebaut werden, um das Kind in die Lage zu versetzen, wenigstens einige Verbindungen zwischen den Dingen herzustellen, die es gelernt hat. Es ist natürlich unmöglich, ihm alle wichtigen Zusammenhänge zu erklä-

2 Der Begriff wird in der vorliegenden Übertragung durch die Bezeichnung »Sprachtherapie« wiedergegeben.

ren. Denn wenn das möglich wäre, dann wäre das Kind nicht autistisch. Aber es ist besser, wenigstens einige Verbindungsstücke zu haben als gar keine.

Die Einübung sozialer Fähigkeiten ist ein anderer Bereich, in dem Sprachtherapeuten tätig werden können. Kleinen Kindern kann man beibringen, den Blickkontakt zu verbessern, etwas untereinander zu teilen und abzuwarten, bis man an der Reihe ist usw., während ältere Kinder lernen können, wie man selbständig einkaufen geht, öffentliche Verkehrsmittel benutzt und sich in sozialen Situationen richtig verhält.

Bei stummen autistischen Kindern ist versucht worden, die Kommunikation durch Verwendung von Handzeichen zu verbessern. Das am häufigsten benutzte System ist Makaton, das auf der englischen Zeichensprache beruht.[3] Vor einiger Zeit wurde von einigen Leuten naiv angenommen, daß dann, wenn diese Kinder Handzeichen gelernt hätten, sie in der Lage sein würden, sinnvolle Botschaften auszudrücken und dadurch das Fehlen der gesprochenen Sprache zu umgehen. Heute besteht ein besseres Verständnis für die Grundlagen der Sprache. Dazu gehört neben den Bedingungen, die wir beschrieben haben, ein Bedürfnis, zu kommunizieren. Das sind notwendige Voraussetzungen für eine erfolgreiche Kommunikation mit Handzeichen, ebenso, wie sie es für die gesprochene Sprache sind. Trotzdem: wenn ein stummes autistisches Kind gelernt hat, einige Zeichen zu benutzen, um seine Bedürfnisse auszudrücken, dann hat sich die Mühe schon gelohnt.

Die Forschung hat gezeigt, daß autistische Kinder die Sprache nicht in den Bahnen der normalen Entwicklung erlernen. Sie scheinen sich die Sprache anzueignen, indem sie auswendig gelernte, echolalische Strukturen einsetzen; tatsächlich ist die Echolalie ein charakteristisches Element der Sprache autistischer Kinder. Ihre ersten Sprachäußerungen können ein sinnloses Echo von Worten und Ausdrücken sein. Es ist notwendig, den Grad und die Komplexität der Echolalie festzuhalten und zu bestimmen, ob ein Fortschritt in einer Entwicklungsreihe stattgefunden hat, die mit einer Phase der sinnlosen Echolalie beginnt und bis zu

3 Eine deutschsprachige Darstellung: Verband evangelischer Einrichtungen für geistig und seelisch Behinderte e.V. (1982).

einer Phase reicht, in der die gespeicherten Ausdrücke in sinnhafter Weise verwendet werden. Auf dem Ausgangsniveau ist es nichts Ungewöhnliches, wenn das Echo die Form von gebrummten Tönen, Werbesprüchen aus dem Fernsehen oder auswendig gelernten Wortverbindungen hat, die entweder angenehm anzuhören sind oder einen emotionalen Inhalt ausdrücken. Selbst dann, wenn das Kind die Echo-Phase überwunden hat, kann es in Momenten der Belastung und Angst dahin zurückfallen. Außerdem besteht die spontan produzierte Sprache vieler autistischer Kinder mit höherem Fähigkeitsniveau anscheinend fast ausschließlich aus auswendig gelernten Wortverbindungen, die zwar oft in angemessener Weise verwendet werden, aber immer noch den Eindruck des Mechanischen machen. Die Trennungslinie zwischen echoartiger und wirklich spontaner Sprache ist oft sehr schwer zu definieren. Befähigtere autistische Kinder können die Echolalie durchbrechen, indem sie Wortketten verschiedener Länge bilden, und diese dann in der Weise manipulieren, daß neue Äußerungen entstehen. Dies ist »gemäßigte Echolalie« (Roberts, 1989) genannt worden. Die Sprache der Kinder ist eine abgeleitete, wobei die gelernten Wortketten mit bestimmten Situationen, Zusammenhängen und Interessen verknüpft sind. Das Kind ist in der Lage, sie einzubringen, wenn das Bedürfnis danach entsteht; dabei ist es offensichtlich, daß dann, wenn ein passender sprachlicher Anstoß kommt, die richtige verbale Äußerung ausgelöst wird. Bevor Kinder diese Methode beherrschen, geben sie offensichtlich unpassende Antworten, weil sie aus ihrem Lexikon gelernter Antworten eine falsche Wahl getroffen haben. Wenn sie die echolalisch gelernte Sprache richtig verwenden können, um einen einfachen Dialog zu führen, dann ist dieser Entwicklungsschritt ein großer Erfolg auf dem Weg zur wechselseitigen Kommunikation. Die Anzeichen für eine erfolgreiche Kommunikation müssen immer in bezug auf den Autismus des Kindes eingeschätzt werden und nicht in bezug auf die Erwartungen des sprachlichen Entwicklungsstandes bei einem normalen Kind.

In Kapitel 2 haben wir uns auf die Arbeit von Uta Frith und ihrer Kollegen am Medical Research Council Cognitive Developmental Unit (Rat für medizinische Forschung, Abteilung für kognitive Entwicklung) bezogen. Frith hat die Behauptung aufgestellt, das grundlegende kognitive Defizit autistischer Kinder würde sie daran hindern, das Verhalten anderer Menschen vorherzusagen – ein notwendiger Bestandteil der sozialen Kompetenz, die natürlich die soziale Kommunikation einschließt. Dieses Defizit läßt sich am klarsten bei den befähigteren autistischen Kindern beobachten, die über ausreichende Intelligenz und ausreichendes Sprachverständnis verfügen. Im allgemeinen sind normale Kinder vom vierten Lebensjahr an in der Lage, über ihre eigenen Gedanken zu reflektieren, wobei es ihnen klar wird, daß andere Menschen ebenfalls Gedanken haben. In einem einfachen Experiment, das Uta Frith und ihre Kollegen entwickelt haben, wurde diese Hypothese getestet: mit befähigteren autistischen Kindern, mit kleinen normalen Kindern und mit Kindern mit Down-Syndrom. Die normalen Kinder hatten mit dem Test keine Schwierigkeiten. Von den Kindern mit Down-Syndrom bewältigten ihn 80 %, während 80 % der autistischen Kinder, obwohl sie ein höheres Entwicklungsalter als die Gruppe mit Down-Syndrom hatten, beim Test versagten. Es gibt allerdings Hinweise, daß autistische Kinder diesen Test im späteren Alter bewältigen, trotzdem aber bei anderen, komplexeren Tests der Perspektivenübernahme immer noch versagen. Das hat Uta Frith in ihrem Buch beschrieben, das bereits an früherer Stelle erwähnt worden ist.

Wir haben das Grundexperiment auf unseren Gebrauch und auf unsere Interessen zugeschnitten. Wir benutzen eine Puppe mit einem Körbchen und einen Teddy mit einem Kasten. Die Puppe legt eine Süßigkeit in ihr Körbchen und macht dann einen Spaziergang. Während die Puppe unterwegs ist, nimmt der Teddy die Süßigkeit und legt sie in seinen Kasten. Die Puppe kommt zurück und möchte ihre Süßigkeit essen. An diesem Punkt angekommen, wird das Kind, das alle Aktionen gesehen hat, gefragt, wo die Puppe nach der Süßigkeit suchen würde. Die Antwort sollte natürlich lauten: »Im Korb«, also dort, wo die Puppe sie hineingetan hat. Aber autistische Kinder zeigen fast ohne Ausnahme dorthin, wo nach ihrer Kenntnis die Süßigkeit liegt, und das heißt, auf den Kasten. Wenn sie danach gefragt werden, haben sie keine Mühe, die Abfolge der Ereignisse wiederzugeben, aber sie versagen, wenn sie vorhersagen sollen, was die Puppe denkt. Die Unfähigkeit, Gedanken und Überzeugungen, gar nicht zu reden von Gefühlen, bei anderen Menschen zu erkennen, wird extreme Auswirkungen haben, und zwar nicht nur auf das Verständnis des Kindes für die Welt und seine Kenntnisse über die Welt, sondern auch auf seine Kommunikation. Die expressive Sprache autistischer Kinder wird diese Beeinträchtigung widerspiegeln. Simon Baron-Cohen (1988) hat beobachtet, daß Ausdrücke wie »Ich glaube dir nicht«, »Was meinst du?«, »Ist das nicht in Wirklichkeit ein…?«, »Du tust nur so«, »Das ist nicht wahr«, »Woher weißt du das?« in der Sprache autistischer Kinder oft fehlen.

Nach linguistischen Begriffen gehören diese Schwierigkeiten in den größeren Zusammenhang der Modalität, die ihrerseits Möglichkeit und Notwendigkeit umfaßt. Autistische Menschen haben Probleme, mit ihrer auswendig gelernten und unbeweglichen Sprache auf die subtilen Änderungen der Bedeutung zu reagieren, die sich beim Gebrauch des modalen Aspekts der Sprache einstellen. Zum Beispiel werden sich bei Hilfsverben mit den Unterscheidungen zwischen kann/könnte, mag/möchte, muß/sollte usw. Schwierigkeiten ergeben.

In Verbindung mit dem Autismus, selbst bei autistischen Menschen mit relativ besseren Fähigkeiten, gibt es eine besondere Art von Naivität und Unschuld. Autistische Menschen betrügen andere nicht und versuchen auch nicht, andere zu beeindrucken. Ihre Ehrlichkeit kann ihnen manchmal schaden. Ein liebenswertes Beispiel dafür ist ein Junge, der, als sein Lehrer ihn fragte, warum er sich so schlecht benommen habe, die Antwort gab: »Ich habe es absichtlich gemacht.«

Friths Erklärung des Autismus erklärt auch die Struktur der Schwierigkeiten beim Sprachgebrauch, die so typisch für die Sprachdefizite autistischer Kinder sind, und bietet den Schlüssel zum Verständnis ihrer kommunikativen Beeinträchtigungen.

8. Unterricht mit autistischen Kindern

Für jedes Kind mit speziellen, individuellen Bedürfnissen sollen diejenigen Hilfen bereitgestellt werden, die es für seine Entwicklung braucht. Dazu gehört auch, daß für autistische Kinder eine passende Schule gesucht wird, wobei sein Entwicklungsniveau und die Struktur seiner Fähigkeiten berücksichtigt werden und nicht ausschließlich die Frage, ob es autistisch ist oder nicht. Mit anderen Worten, in Verbindung mit dem Schulbesuch haben diagnostische Kategorien keine vorrangige Bedeutung. Wir betonen noch einmal unsere Auffassung, daß wir mit dem Begriff »autistisch« ein breites Spektrum von Beeinträchtigungen und Verhaltensweisen verstehen, wozu manchmal viele, manchmal wenige autistische Merkmale gehören. Wir beschränken uns nicht auf die sogenannten klassischen Fälle.

Im letzten Kapitel haben wir über den diagnostischen Prozeß bei Kindern mit speziellen pädagogischen Anforderungen geschrieben. Wenn diese Kinder unter erkennbaren Schwierigkeiten leiden, die eine erfolgreiche Mitarbeit am Unterricht in einer Regelschule beeinträchtigen, dann müssen ihre Eltern und alle Fachleute, die mit ihnen zu tun haben, überlegen, welches ihre Bedürfnisse sind. Es ist bedauerlich, daß dieses Verfahren manchmal den Eltern in einer negativen Art und Weise dargestellt wird, denn den Eltern soll ermöglicht werden, ihre Ansichten vorzubringen und ihren Einfluß bei der Planung der Zukunft ihres Kindes ebenso geltend zu machen wie die Fachleute.

Es gibt Gerüchte, wie in früheren Zeiten Kinder in Sondereinrichtungen überwiesen wurden, ohne daß die Eltern ausreichend konsultiert wurden. Das neue System bietet ein Forum für die Diskussion und den Austausch von Meinungen. Die Richtlinien des Ministeriums für Erziehung und Wissenschaft bezüglich der

Beteiligung der Eltern enthalten im Kern die folgenden Feststellungen:

Wenn das Kind als eine ganze Person gesehen werden soll, dann ist die Teilnahme seiner Eltern von zentraler Bedeutung. Die Untersuchung und Beurteilung sollte in partnerschaftlicher Weise zwischen Eltern, Lehrern und anderen Fachleuten geschehen und als eine gemeinsame Anstrengung aufgefaßt werden, um die Beeinträchtigungen und Bedürfnisse einzelner Kinder festzustellen und zu verstehen. Zu den Eltern sollten enge Beziehungen aufgebaut und aufrechterhalten werden, was nur durch Freimütigkeit und Offenheit von allen Seiten geschehen kann.

Das partnerschaftliche Vorgehen führt eher dazu, daß die Kinder in diejenigen Schulen aufgenommen werden, die auf ihre speziellen Bedürfnisse, unabhängig von den diagnostischen Einstufungen, eingehen. Manchmal können diese speziellen Bedürfnisse innerhalb der Regelschulen berücksichtigt werden. Zum Beispiel kann ein körperlich behindertes Kind die Anforderungen der Regelschule bewältigen, vorausgesetzt, es gibt Rampen und ausreichend Bewegungsspielraum für einen Rollstuhl. Intelligentere autistische Kinder können sich in einer Regelschule zurechtfinden, wenn sie, wenigstens für eine gewisse Zeit, zusätzliche Hilfe durch einen Schulassistenten und außerdem Nachhilfeunterricht erhalten.

Bei der Wahl der Schule ist ein pragmatisches Vorgehen vernünftig, und in ländlichen Gegenden kann das absolut notwendig sein, denn wegen der geringen Bevölkerungsdichte ist es dort nicht möglich, verschiedene schulische Angebote für autistische Kinder bereitzustellen. Die am nächsten gelegene ideale Schule kann sich am anderen Ende des Landes befinden, so daß pro Tag zwei lange Reisen unternommen werden müßten oder die Unterbringung in einem Internat nötig wäre, was für Eltern möglicherweise nicht annehmbar ist. Deshalb besteht die einzig durchführbare Alternative darin, zu überlegen, ob eine näher gelegene Schule so ausgestattet werden kann, daß sie den individuellen Bedürfnissen des Kindes entspricht. Eltern sollten sich immer darauf einstellen, diejenigen Schulen in Betracht zu ziehen, die zur Verfügung stehen, und sich selbst über die Bedingungen klar zu werden, die für ihr Kind die geeignetsten sind.

Wir haben schon erklärt, daß autistische Kinder nicht unbedingt spezielle Schulen für autistische Kinder besuchen müssen. Wir wissen jetzt, wie unterschiedlich autistische Kinder sein können, sowohl in ihren schulischen Fähigkeiten als auch in ihrem Verhalten. Diejenigen autistischen Kinder, die wahrscheinlich den Anforderungen einer Regelschule genügen, werden solche sein, die am wenigsten von der Behinderung betroffen sind; im typischen Fall zeigen sie keine Abnormitäten des Verhaltens, die sie auffällig machen würden. Sie haben Sprache erworben, die sie im allgemeinen in passender Weise verwenden können. Außerdem liegen ihre schulischen Leistungen innerhalb der normalen Grenzen. Manchmal können solche Kinder im Regelschulsystem mithalten, weil sie von einem Schulassistenten unterstützt werden, der die Auffassung vertritt, daß das autistische Kind trotz seiner Probleme fähig ist, den schulischen Anforderungen zu genügen. Dieser Schulassistent erleichtert möglicherweise dem Kind seinen Weg, indem er dafür sorgt, daß es das tut, was von ihm verlangt wird, daß es Instruktionen richtig versteht und daß es auf dem Schulhof nicht geärgert oder provoziert wird.

Einige Kinder kommen im Regelsystem nur für eine begrenzte Periode ihres Schullebens zurecht; viel hängt dabei von den Einstellungen des Schulleiters und des Kollegiums ab. Es muß beachtet werden, daß die Anforderungen steigen, wenn das Kind höhere Niveaustufen des Regelschulsystems erreicht. Einige autistische Kinder kommen auf dem Vorschulniveau gut zurecht, aber wenn sie das Grundschulniveau erreichen, beginnen Krisen, da es nun mehr unterschiedliche Erwartungen und mehr Anforderungen an sie gibt, was die Selbständigkeit und Organisationsfähigkeit betrifft, sowohl in sozialer als auch in kognitiver Hinsicht. Wir sind nicht der Meinung, daß ein schwach autistisches Kind um jeden Preis in der Regelschule bleiben sollte. Oberster Gesichtspunkt muß sicherlich das Wohlbefinden des Kindes und die Qualität seines Lebens sein. Wenn trotz ausreichender schulischer Fähigkeiten das Leben des Kindes von Streß und Angst beherrscht wird, dann sollten ernsthafte Überlegungen angestellt werden, welche Alternativen der Beschulung es gibt. In einer anderen Schule können die Leistungsanforderungen geringer, aber Zufriedenheit und Wohlbefinden des Kindes beträchtlich besser sein. Wir sind überzeugt, daß dies ebenso wichtig, wenn nicht sogar wichtiger ist.

Es ist nichts Ungewöhnliches, daß die Schulverwaltung für ein intellektuell befähigtes Kind den Besuch einer kleinen privaten Regelschule finanziert, die eine strukturiertere und weniger verwirrende pädagogische Umgebung anbietet, als dies gewöhnlich der Fall ist. Es ist unbedingt nötig, daß die Eltern das Ausscheiden aus der Regelschule weder als ihren noch als den Mißerfolg ihres Kindes ansehen. Schwach autistische Kinder können Erfolg und Mißerfolg sehr intensiv erleben, und deshalb ist es unbedingt nötig, daß die Eltern jede Umschulung in positiver Weise darstellen.

Die Anzahl der unverkennbar autistischen Kinder, die als mögliche Kandidaten für die Regelschule in Frage kommen, ist sehr gering. Die Mehrheit der autistischen Kinder leidet unter einem mehr oder weniger hohem Grad einer geistigen Behinderung. Leider sind die meisten sehr schwer behindert. Obwohl man den Autismus bei Kindern auf allen Intelligenzstufen gefunden hat, gibt es deutliche Beweise, die zeigen, daß die Intelligenz das wichtigste prognostische Kennzeichen ist. Unterricht und Therapie können das Funktionsniveau anheben, wirken sich aber kaum auf den IQ-Wert aus. Deshalb ist für die große Mehrheit der Kinder mit einer klaren Diagnose des Autismus der Besuch einer Sonderschule erforderlich.

Viele schwach betroffene autistische Kinder haben Schwierigkeiten, die sie zunächst von einem Regelschulbesuch ausschließen. Bei dieser Gruppe gibt es nur wenig, wenn überhaupt irgendein offen erkennbares bizarres Verhalten. Sie werden als merkwürdig, sonderbar oder exzentrisch angesehen, und die autistische Qualität ihrer Schwierigkeiten wird oft nicht erkannt. Ihre Probleme scheinen um den Gebrauch der Sprache zu kreisen, deren Entwicklung verzögert sein kann, und ebenso um ihre schwachen sozialen Fähigkeiten. Obwohl wir behaupten würden, daß diese Kinder nicht allgemein an einer Sprachstörung an sich leiden, haben sie sicherlich Kommunikationsprobleme. Sie haben möglicherweise die korrekte Sprache erworben, aber sie wissen nicht, wie sie zu benutzen ist. Sie passen oft sehr gut in Schulen für sprachbehinderte Kinder. In dieser Umgebung können sie an einem Kleingruppenunterricht teilnehmen, wobei sie durch die Struktur und durch die Nähe sozial normaler Klassengefährten dazu gelangen, zumindest ein gewisses akzeptables Sozialverhalten von passenden Vorbildern zu lernen. Solche Plazierungen werden erfolgreich sein, wenn das Kollegium akzeptiert, daß zwar die Bedürfnisse dieser Gruppe von Kindern in charakteristischer Weise von den Bedürfnissen der spezifisch sprachgestörten Gruppe abweichen, daß beide Gruppen aber erfolgreich gemeinsam unterrichtet werden können.

Wir würden eine Kategorie »Kommunikationsstörung/-schwierigkeit« als passende Bezeichnung für Schulen empfehlen, die Kinder mit Sprach- und Sprechproblemen und mit schwachen Graden des Autismus unterrichten. Damit würden Überlegungen über diagnostische Einstufungen entfallen und Grundlagen für fortlaufende diagnostische Untersuchungen geschaffen. Unsere eigene Erfahrung mit einer solchen Schule, die sich über mehrere Jahre erstreckt, hat uns überzeugende Beweise geliefert, daß eine derartige Bezeichnung einen guten Sinn hat.

Manchmal sind Schulen für Kinder mit mäßigen Lernschwierigkeiten für autistische Kinder geeignet, die keine schwer kontrollierbaren Verhaltenschwierigkeiten zeigen. Wiederum hängt eine erfolgreiche Beschulung sehr stark vom Geist der Schule und den Interessen und Einstellungen des Kollegiums ab. Wenn eine Schule gut vorbereitet ist, auf die Bedürfnisse eines autistischen Kindes einzugehen, dann sind günstige Entwicklungsfortschritte wahrscheinlich.

Die Mehrheit der Kinder, die als »autistisch« diagnostiziert sind, sind zugleich schwer geistig behindert und werden deshalb beträchtliche Lernschwierigkeiten haben. Es gibt keinen Grund, warum solche Kinder nicht in Schulen aufgenommen werden sollen, die für diese Gruppe behinderter Kinder bestimmt sind, und tatsächlich tun dies viele Schulen, die uns bekannt sind, mit großem Erfolg. Manchmal sind Eltern schwer autistischer Kinder sehr unzufrieden und beunruhigt, daß ihr Kind in eine Verbindung zu geistiger Behinderung gerät, besonders, wenn es irgendwelche Inseln der Befähigung zeigt. Es muß aber anerkannt werden, daß das Intelligenzniveau des Kindes unabdingbar die wichtigste Bedeutung hat. Der Autismus ist eine zusätzliche Dimension, die das Bild komplizierter macht und zu widersprüchlichen Beurteilungen der Fähigkeiten und Lernmöglichkeiten führt. Es geschieht nicht selten, daß die Eignung bestimmter Schulen für autistische Kinder unterschätzt wird. Es wird angenommen, daß Schulen, die autistische Kinder aufnehmen, so etwas wie zusätzliche Spezialmethoden bereitstellen müssen. Nach unserer Erfahrung kann ihnen eine äußere Unterstützung (also eine Beratung durch erfahrene Spezialisten außerhalb ihrer eigenen Schule) dazu verhelfen, sich beim Verständnis, bei der Lenkung und Erziehung autistischer Kinder sicherer zu fühlen.

Wir dürfen die wichtige Rolle, die die National Autistic Society beim Aufbau von Schulen für autistische Kinder gespielt hat, nicht vergessen. Diese Gesellschaft unterhält immer noch eine Reihe von Schulen, sowohl als Tages- als auch als Heimschulen, und sie hat auch einige Einrichtungen für junge Erwachsene. Im allgemeinen bieten die Schulen der Gesellschaft für solche Kinder Plätze an, die mäßige oder schwere Lernschwierigkeiten haben und zusätzlich Verhaltensprobleme zeigen, die eine Aufnahme in eine weniger spezialisierte Einrichtung erschweren oder unmöglich machen.

Alle Schüler dieser Schulen werden jährlich einmal beurteilt. Das bedeutet, daß ihre Fortschritte festgestellt werden und ihre Eignung für die betreffende Schule erneut geprüft wird. Es ist möglich, daß die Bedürfnisse des Kindes sich geändert haben und daß andere und passendere Angebote nötig sind. Dieses Vorgehen hat den Vorteil, alle Verantwortlichen daran zu erinnern, daß, auch wenn ein Kind in eine bestimmte schulische Einrichtung aufgenommen worden ist, die Situation sich ändern kann und nicht als unverrückbar angesehen werden sollte.

Die gegenwärtigen Theorien und Methoden des Unterrichts für autistische Kinder sind im Laufe der Jahre entwickelt worden und spiegeln ein besseres Verständnis der Art dieser Störung wieder. Während der 60er und frühen 70er Jahre wurde angenommen, daß autistische Kinder ausnahmslos eine normale Intelligenz hätten und daß ihre Schwierigkeiten, die durch die Unfähigkeit zur Kommunikation entstehen, auf einer Art emotionaler Blockierung beruhen. Viele Schulen wurden in der Überzeugung gegründet, daß intensive Erziehungsmaßnahmen die Barriere der Nicht-Kommunikation durchbrechen und diesen Kindern eine normale Entwicklung ermöglichen würden. Es zeigte sich aber, daß diese optimistischen Erwartungen schlecht begründet waren, und heute herrscht eine realistischere Auffassung vor.

Autistische Kinder zeigen häufig pseudo-schulische Fertigkeiten wie zum Beispiel mechanische Lese- oder Rechenleistungen. Die Lehrer nahmen an, daß diese Leistungen das wahre Potential des Kindes repräsentieren. Wir wissen heute, daß, so bemerkenswert diese Fertigkeiten sein mögen, das Kind trotzdem schwer behindert bleibt und nicht in der Lage ist, diese Fähigkeiten auf normale Weise zu benutzen. Die herkömmlichen schulischen Ziele zu verfolgen, wird nicht länger als die einzig wichtige Aufgabe angesehen; statt dessen hat die Ausbildung von lebenspraktischen Fertigkeiten größere Bedeutung im Lehrplan gewonnen. Dazu gehört die Übung in der Selbständigkeit und Selbstversorgung: das Einkaufen, die Zubereitung einfacher Mahlzeiten und andere alltägliche Tätigkeiten, die normalerweise als selbstverständlich angesehen werden.

Die Einführung des Nationalen Curriculums wird ein Anstoß für die Lehrer autistischer Kinder sein, so umfassende Erfahrungen wie möglich zu vermitteln und dabei die speziellen Schwierigkeiten ihrer Schüler zu berücksichtigen. Die Association of Head Teachers of Autistic Children hat bisher zwei Bücher unter dem Titel »The Special Curricular Needs of Autistic Children« herausgegeben. Sie können bei der Gesellschaft bezogen werden. Zusätzlich hat die National Autistic Society Schriften veröffentlicht, die über den Zugang zum National Curriculum für autistische Kinder informieren.

Manchmal machen autistische Kinder gute schulische Fortschritte, wobei sie eine strukturierte und formalisierte Lernsituation sehr lieben. Viele haben wenig Schwierigkeiten mit der Mechanik des Lesens, und viele erhalten extrem gute Werte bei Worterkennungstests, die weit über dem Niveau ihres Lebensalters liegen und ebenso weit über ihren anderen Fähigkeiten. Wenn es aber darum geht, zu verstehen, was sie in so befähigter Weise lesen, zeigen sich schwere Defizite. Dies ist besonders deutlich zu sehen, wenn die Bedeutung in einen Zusammenhang gebettet und Informationen implizit statt explizit im Text enthalten sind. Der Begriff »Hyperlexie« ist verwendet worden, um diese herausragende Fähigkeit zu beschreiben. Ein Beispiel für dieses Phänomen war ein kleiner Junge von 6 Jahren, der viele Einladungen zu Partys erhielt, die er perfekt las, ohne die geringste Vorstellung zu haben, worum es sich handelte oder was es bedeutete. Eltern sind manchmal verärgert, weil ein Lehrer anscheinend ihr Kind im Lesen zurückhält. Solange aber das gelesene Material für das Kind keinen Sinn ergibt, wird das Lesen zu einer weiteren Fähigkeit ohne wirkliche Bedeutung. Deshalb sollte das Verständnis des Kindes immer seinem mechanischen Leseniveau entsprechen.

Autistische Kinder haben im allgemeinen keine Schwierigkeiten mit der Mechanik des Schreibens, jedenfalls dann nicht, wenn die Erwartungen ihrem allgemeinen Fähigkeitsniveau entsprechen. Obwohl man den befähigteren Kindern beibringen kann, richtig konstruierte Sätze zu bilden, sind sie nicht in der Lage, diese Fähigkeit mit wirklich kreativen Inhalten zu verbinden. Allerdings gibt es am oberen Ende des autistischen Kontinuums einige Kinder, deren Aufzeichnungen anscheinend kreative Inhalte haben, aber die Themen bleiben exzentrisch, bizarr oder stereotyp. Autistische Kinder können – was ebenfalls von der intellektuellen Fähigkeit abhängig ist – Zahlbegriffe und numerische Fähigkeiten erlernen. Es ist beobachtet worden, daß solche Fähigkeiten zu den »Intelligenzinseln« gehören, also ein Niveau erreichen können, das um ein vielfaches über dem sonstigen Fähigkeitsniveau liegt.

Dr. Lorna Selfe (1984) hat eine Untersuchung über künstlerische Arbeiten und Autismus durchgeführt, wobei sie beobachtet hat, daß es einige autistische Kinder gibt, die eine erstaunliche zeichnerische Begabung haben, deren Entwicklung zeichnerischer Fähigkeiten aber »völlig unnormal« ist. Sie kommt zu dem Schluß, daß das, was diese Kinder tun, eine »Übersetzung visueller Erfahrung in die Zeichnung ist, unbeeinflußt durch normale begriffliche Analysen und Reorganisation«. Es ist, als ob das Kind Aufzeichnungen wie eine Kamera macht. Stephen Wiltshires Buch (1989) mit bemerkenswerten Federzeichnungen von Häusern einer Stadt – mit minutiöser Beachtung von Details – zeigt dies sehr deutlich.

Es ist nichts Neues, wenn Eltern, deren Kinder keine Fortschritte erzielen, dafür die Lehrer verantwortlich machen. Obwohl die elterliche Enttäuschung sehr verständlich ist, muß akzeptiert werden, daß diejenigen autistischen Kinder, die den größten Fortschritt machen, dies aufgrund angeborener Entwicklungsfaktoren tun und nicht wegen irgendwelcher spezieller Unterrichts- oder Behandlungsmethoden. Trotz dieses etwas nüchternen Kommentars haben wir bei einzelnen Kindern große Fortschritte gesehen, und wir können der erfindungsreichen und ausdauernden Arbeit, die viele Lehrer in ihrem täglichen Kontakt mit autistischen Kindern zeigen, nur applaudieren.

Freizeit

Aktivitäten außerhalb von Schule und Elternhaus gehören als ein normaler Teil zum Leben der Mehrheit der Kinder, und es gibt keinen Grund, warum autistische Kinder daran nicht ebenso teilnehmen sollten. Da diese Behinderung so unterschiedlich ist, ist es nicht möglich, genau anzugeben, welche Aktivitäten für alle Kinder auf dem autistischen Kontinuum passend sind. Abgesehen von individuellen Vorlieben und Abneigungen müssen der Grad der geistigen Behinderung ebenso wie mögliche Verhaltensschwierigkeiten in Betracht gezogen werden, wenn eine Auswahl getroffen werden soll. Aber sicherlich wird sich etwas finden lassen, wenn den Eltern klar ist, daß sie an ihrem Wohnort danach suchen müssen. Die Vereinigungen, die sich um Menschen mit geistiger Behinderung bemühen, haben wahrscheinlich viel anzubieten, was auch für autistische Kinder und Jugendliche geeignet ist.

Vereinigungen für speziellere Störungen wie zum Beispiel Lese-Schreibschwäche haben in ihrem Programm Angebote, die auch für andere Gruppen behinderter Kinder geeignet sein können.

Viele autistische Kinder mit höherem Entwicklungsniveau sind zwar nicht in der Lage, den Anforderungen in der Regelschule zu entsprechen, sie können aber von den Möglichkeiten, mit ihren normalen Altersgefährten zusammenzukommen, sehr profitieren. Außerschulische Aktivitäten werden ihnen helfen, ein Bewußtsein von der Außenwelt zu entwickeln. In einer Situation, in denen ihnen weniger Zugeständnisse gemacht werden, werden sie lernen zu teilen, abzugeben, zu warten, bis sie an der Reihe sind, usw. Spezielle Organisationen sind oft bereit, ein autistisches Kind in ihre Gruppen aufzunehmen, und verhalten sich sehr verantwortlich gegenüber den besonderen Bedürfnissen einzelner Kinder. Es ist wichtig, daß die Eltern offen und ehrlich sind und die Bereitschaft zeigen, Gruppenleitern mit Vertrauen zu begegnen, damit die Chancen eines Erfolges, sowohl für ihr Kind wie für die Gruppe selbst, möglichst groß sein werden.

Andere Aktivitäten, die sich nach unserer Erfahrung für bestimmte Kinder eignen, sind Trampolinspringen, Gymnastik, Schwimmen und Tanzen, ebenso Reiten. Theaterspiel und Kunst sind weniger geeignet, da Kreativität und Vorstellungskraft Bereiche sind, in denen autistische Kinder und Jugendliche Schwierigkeiten haben. Die Eltern müssen sehr flexibel sein, um eine Aktivität zu finden, die zu ihrem Kind paßt; zum Beispiel scheiterte ein Kind, das gerne tanzte, weil es nicht in der Lage war, Schritte zu zählen. Unter den informellen Bedingungen eines Discotanzes blühte es aber auf.

Ältere Kinder, die soziale Kontakte lieben, können ihre Freude daran haben, Jugendclubs zu besuchen, vorausgesetzt, daß diese gut geführt und kontrolliert werden. Auch in diesem Bereich unterstützen viele Eltern solche Organisationen, deren Angebote auch für autistische Kinder geeignet sind. Es gibt Ferienprogramme für ältere Kinder mit Behinderungen, und es würde sich lohnen, ihre Eignung für autistische Kinder zu prüfen. Es gibt keinen Grund, warum autistische Kinder keine Freude am Segeln haben sollten, ebenso am Paddelboot-Fahren, am Camping, am Klettern oder an anderen außerhäuslichen Unternehmungen.

9. Erwachsen werden

Sobald die Eltern erfahren, daß ihr Kind autistisch sein könnte, richten sich ihre Gedanken unvermeidlich auf die Zukunft – was für ein Leben wird ihr Kind führen? Wegen des »Verlustes« des normalen Kindes entsteht das Bedürfnis, die Zukunft neu zu planen, wobei die veränderten Umstände in Rechnung gestellt werden müssen. Die Eltern lassen sich bei ihrer Suche von Fragen leiten wie: »Ich weiß, daß es zuviel gefragt ist, aber was wird geschehen, wenn er/sie erwachsen ist?« oder »Wird es mit ihm besser werden?« oder »Wird er in der Lage sein, einen Beruf auszuüben und unabhängig zu werden?«, »Wird er heiraten und Kinder haben?« und »Werden wir uns immer um ihn kümmern und nach ihm sehen müssen?«

Zwar gehört der Autismus bei Jugendlichen und Erwachsenen nicht zu unserem Thema, aber wir haben das Gefühl, daß wir Fragen nicht ignorieren können, die sich klar als fundamentales Problem aus der Diagnose ergeben.

Es ist vielleicht lohnend, einleitend darauf hinzuweisen, daß der Blick in die Zukunft auch bei nicht behinderten Kindern mit Unwägbarkeiten verbunden ist, wie viele Eltern wissen. Der intelligente, sprachgewandte 5jährige, der später in der Schule brillante Leistungen erbringt, wird vielleicht im Jugendalter unberechenbar und rebellisch, und die schulische Zukunft mit ihren hochfliegenden Erwartungen schwindet dahin. Aus dem potentiellen Hirnchirurgen wird ein Lastwagenfahrer, während sich der langsame Starter zu einem tüchtigen Unternehmer entwickelt. Eltern aller Kinder leiden unter Enttäuschung, Ärger und Frustration, wenn die Erwartungen, die sie für ihre Kinder hatten, sich nicht erfüllen. Sorgen über Drogenmißbrauch, sexuelle Promiskuität, Rauchen, »Aussteigen« usw. sind weitere Ängste, mit denen sich

Eltern normaler Jugendlicher auseinandersetzen müssen. Obwohl also die Zeit des Heranwachsens für Eltern normaler Kinder eine sorgenvolle Zeit sein kann, sind diese Sorgen bei Eltern behinderter Kinder weitaus größer, und zusätzlich gibt es für sie eine weitere Sorge, nämlich: »Was wird geschehen, wenn wir nicht mehr da sind, oder zu alt sind, um nach ihm zu sehen?« Die normale Erwartung der Eltern ist es, daß ihre Kinder heranwachsen und das Elternhaus früher oder später verlassen, so daß die Eltern im mittleren Alter sich an der Freiheit und den Möglichkeiten, die das Leben zu bieten hat, erfreuen können. Für die Eltern behinderter Kinder gibt es dieses Szenario nicht, sondern statt dessen wahrscheinlich eine Verlängerung der elterlichen Rolle mit Versorgung und Beaufsichtigung bis ins Erwachsenenalter ihres Kindes. Aus diesem Grund empfehlen wir Eltern, die sich mit diesem Problem auseinandersetzen, Kontakt mit Organisationen aufzunehmen, die Hilfe und Unterweisung anbieten.

Die Entscheidungen, die Eltern bezüglich der Zukunft ihres älteren autistischen Kindes treffen, spiegeln sowohl ihre eigenen persönlichen Lebensverhältnisse und ihre Weltanschauung als auch die Verfügbarkeit von Einrichtungen und Hilfsangeboten. Was für ein Elternpaar richtig oder akzeptabel ist, kann für andere ganz unannehmbar sein und völlig in Widerspruch zu ihren Ansichten stehen. Für einige können Kompromisse möglich sein, aber nicht für andere. Einige Eltern haben den intensiven Wunsch, ihr Kind zu Hause zu behalten, solange es irgend möglich ist. Andere begrüßen die Chance, daß es das Haus verläßt und ein eigenes Leben führt, sobald sich die Möglichkeit dazu ergibt. Es gibt hierbei kein richtig oder falsch, auch sollten keine Gefühle von Schuld oder Versagen aufkommen, wenn Eltern die Entscheidung treffen, ihr erwachsenes Kind nicht zu Hause zu behalten. Wir empfehlen, daß die Eltern gegenüber den Alternativen offen bleiben und über die Wahlmöglichkeiten lieber früher als später nachdenken. Oft gibt es Wartelisten, und den Namen des Kindes darauf zu setzen, kann seine Chancen erhöhen, einen Platz zu erhalten, wenn die Zeit dafür gekommen ist. Nach unserem Gefühl ist es nicht zu früh, mit konstruktiven Überlegungen zu beginnen, wenn das Kind etwa 13 bis 14 Jahre alt ist. Besuche verschiedener Einrichtungen, noch ohne den Druck, Entscheidungen zu treffen, sind oft das beste Mitel, eine Lebenssituation zu finden, in der ein individueller, junger autistischer Mensch wahrscheinlich glücklich ist und sich an einem Lebensstil freuen kann, der seinen Bedürfnissen entspricht. Das gilt besonders für junge Leute, die sich anschicken, in einer Wohngemeinde zu leben.

Wir müssen die Eltern noch einmal daran erinnern, daß autistische Kinder sehr unterschiedlich sein können und daß deshalb das Ergebnis der Planungen ebenfalls unterschiedlich sein wird. Am unteren Ende des autistischen Kontinuums werden wir Personen antreffen, die nicht nur autistisch sind, sondern eine schwere geistige Behinderung haben, wobei das Bild weitgehend dasselbe wie für geistig behinderte, nicht autistische Menschen sein wird. Solche Menschen brauchen wahrscheinlich während ihres gesamten Lebens Versorgung und Unterstützung. Dies kann in unterschiedlicher Weise geschehen, entweder als Tagesbetreuung oder in einer Vollzeiteinrichtung. Einige Einrichtungen können speziell für autistische Menschen bestimmt und besonders darauf vorbereitet sein, die mit dem Autismus verbundenen Verhaltensprobleme zu bewältigen.

Autistische junge Leute mit höheren Fähigkeiten können gut in der Lage sein, nachschulische Bildungsangebote wahrzunehmen. Diese Kurse sind für junge Leute mit speziellen Bedürfnissen angelegt und betonen das Lernen von lebenspraktischen Fertigkeiten. Der Lehrplan kann selbständige Einkaufsgänge einschließen, das Kochen einfacher Mahlzeiten, die Benutzung öffentlicher Transportmittel, den Erwerb von Erfahrungen in der beruflichen Arbeit und das Erlernen eines Grundniveaus im Umgang mit Finanzen. Das Ziel ist die Förderung der Unabhängigkeit und des Niveaus der sozialen Entwicklung. Je mehr wir über den Autismus gelernt haben, desto mehr ist uns bewußt geworden, daß es innerhalb der normalen Bevölkerung Personen gibt, die soziale Schwierigkeiten autistischer Art haben. Diese können so ernst sein, daß der Betroffene selbst das Gefühl bekommt, er habe Probleme, nicht nur in seinem sozialen Leben, sondern auch an seinem Arbeitsplatz. Wahrscheinlich werden diese Menschen von ihrer Mitwelt als besonders merkwürdig, sonderbar, exzentrisch oder als irgendwie schwierig eingestuft. Wenn das die Situation für Menschen ist, die zur normalen Bevölkerung gehören, dann ist es kaum überraschend, daß diejenigen, deren Schwierigkeiten früher oder gegenwärtig so schwer sind, daß sie als autistisch einzustufen wären, noch mehr Probleme haben, mit denen sie sich auseinandersetzen müssen.

Wie verständnisvoll Vorgesetzte und Kollegen auch sein mögen, selbst die Intelligentesten unter den autistischen Menschen bewältigen trotz zureichender Intelligenz und trotz des Erwerbs vieler nützlicher Fähigkeiten, von wenigen Ausnahmen abgesehen, die Anforderungen der Arbeitswelt nicht.

Die National Autistic Society/Department of Health and Social Security (Nationale autistische Gesellschaft, Abteilung für Gesundheit und soziale Sicherheit) veröffentlichte 1984 einen Bericht mit dem Titel »The Natural History of Able Autistic People« (»Die Entwicklung intelligenter autistischer Menschen«). Darin wurde festgestellt, daß diese Gruppe trotz eines früheren Optimismus leider die Hilfestellung und Struktur benötigte, die Adult Training Centers (Tagesstätten für Erwachsene) bieten, und daß dies die Einrichtungen waren, in denen die meisten von ihnen am besten aufgehoben waren. Wie kommt es, daß trotz kostspieliger Vorbereitung und trotz des Erwerbs so vieler Fähigkeiten autistische junge Leute meist die Anforderung der realen Welt nicht bewältigen und sich nicht an sie anpassen können? Es ist erkannt worden, daß die speziellen Schwierigkeiten beim Autismus – die sozialen Störungen – eine Beeinträchtigung sind, die den Erwerb und die Ausübung einer beruflichen Arbeit fundamental beeinträchtigen; zum Beispiel macht es die Fixierung auf routineartige Abläufe schwierig, mit anderen Menschen zusammenzuarbeiten. Die mangelnde Fähigkeit, sich an Veränderungen anzupassen – sich zu beeilen, eine Aufgabe zu Ende zu führen, Dinge von einem anderen Gesichtspunkt zu sehen –, fällt zwar scheinbar kaum ins Gewicht, kann sich aber zu einem realen Hindernis addieren, das dem Erfolg entgegensteht. Unglücklicherweise fehlen geeignete Arbeitsstätten für autistische junge Leute, die ihre Fähigkeiten fördern und dabei ihre Schwierigkeiten ausgleichen und überwinden.

Manchmal finden sich die besten Arbeits- und Lebensmöglichkeiten innerhalb des Gemeinwesens selbst. Dies können Dorfgemeinschaften in ländlicher Lage sein, es können aber auch Heime in städtischer Umwelt sein, wo Anpassungshilfen und Unterstützungen in einem Haus bereitgestellt werden, das für diesen Zweck eingerichtet wurde. Innerhalb solcher Gemeinschaften kann ein autistischer Mensch sich wohlfühlen, und seine Eltern können in dem Maße, in dem er dort einen Ort zum Leben findet, das Gefühl bekommen, daß ihnen etwas von der Bürde der Verantwortlichkeit abgenommen wurde.

10. Nachtrag: Alternative Behandlungen und Heilmittel beim Autismus?

Zu Beginn müssen wir unsere große Skepsis gegenüber der Wirksamkeit aller alternativen Behandlungen, Therapien oder Heilmittel ausdrücken, denen wir begegnet sind. Wir glauben nicht, daß es ein einziges Gegenmittel bei einer derart vielfältigen Behinderung mit so vielen unterschiedlichen Ursachen geben kann. Natürlich ist es nicht unvernünftig, anzunehmen, daß bestimmte Behandlungen bestimmten Kindern helfen können. Aber zu erwarten, daß eine so vielfältige und verschiedenartige Behinderung wie der Autismus durch eine einzige Methode oder ein einziges Medikament geheilt werden kann, ist wirklich wenig sinnvoll.

Es ist verständlich, daß Eltern, denen gesagt wird, ihr kleines Kind sei autistisch, ihm so verzweifelt helfen wollen, daß sie leicht denjenigen Autoren Glauben schenken, die ein bestimmtes Heilmittel bedenkenlos empfehlen. Wir verurteilen diejenigen, die diese Situation ausnutzen und ihre Ansichten uneingeschränkt verbreiten. Wir zweifeln nicht daran, daß enthusiastische Vertreter dieser Behandlungen wohlmeinend sind. Aber nach unserer Auffassung ist die Verbreitung eines Heilmittels ohne eine Grundlage von Tatsachen und Daten (und nicht von Anekdoten) kein gutes Vorgehen. Ebensowenig ist die beharrliche Klage dieser Minderheit, das »autistische Establishment« sei gegen sie voreingenommen, eine ausreichende Antwort auf die Kritik. Solange die Behauptung, eine bestimmte Behandlung sei erfolgreich, nicht durch objektive Erkenntnisse gestützt werden kann, sollten Eltern und Fachleute weiterhin skeptisch und zurückhaltend sein. Es wird oft behauptet, daß die Einführung eines neuen Verfahrens, sei es eine Schule, ein Medikament oder eine Diät, signifikante Verbesserungen bewirken kann, aber unglücklicherweise sind solche Fortschritte nicht von längerer Dauer.

Wir haben im Kapitel 3, in dem wir die Ursachen des Autismus diskutiert haben, bereits auf die Anwendung bestimmter Vitamine und Medikamente hingewiesen. Trotz eines anfänglichen Optimismus hat sich keines dieser Medikamente als erfolgreich erwiesen. Es sind auch Lebensmittelallergien als mögliche Erklärung für den Autismus genannt worden. Die Vermeidung bestimmter Nahrungsmittel – Schokolade, Milch und Milchprodukte – und bestimmter Zusätze wie Tartrazin hat eine Verbesserung des Verhaltens einiger Kinder bewirkt, aber die Behinderung nicht geheilt. Tartrazin ist mit Hyperaktivität bei Kindern in Verbindung gebracht worden, und deshalb scheint es vernünftig, wenn Eltern diese Substanz aus der Nahrung des Kindes verbannen. Das Problem der Zusätze und Allergien ist ganz zu Recht eine Sorge für die gesamte Bevölkerung, und Eltern autistischer Kinder handeln richtig, wenn sie darauf achten, ob Episoden gestörten Verhaltens mit bestimmten Nahrungsmitteln oder Umweltfaktoren zusammenhängen.

Im gleichen Kapitel haben wir auch die Haltetherapie erwähnt, die in den Medien große Beachtung gefunden hat. Was möglicherweise bei einigen Kindern zu einer Verbesserung führt, könnte die Tatsache sein, daß die Haltetherapie mit beträchtlicher körperlicher Aktivität einhergeht, wenn das Kind sich wehrt und wütend wird. Dies paßt zu anderen Beobachtungen, wonach bei autistischen Kindern auf eine starke körperliche Anstrengung eine Periode ausgeglichenen Verhaltens folgt. Es ist deshalb möglich, daß Bernard Rimlands (1988) Annahme, »das Halten wird nicht die Mutter-Kind-Bindungen wiederherstellen, sondern die Produktion von Endorphinen im Gehirn stimulieren«, eine vernünftige Erklärung ist. Endorphine sind natürlich gebildete Substanzen, die vom Hirn produziert werden und die eine Verminderung von Angst bewirken.

Eine andere Methode, bei der die intensive körperliche Betätigung ein wesentlicher Teil des Lehrplans ist, wird in der Higashi-School von Dr. Kiyo Kitahara in Boston, USA verwendet. Die ursprüngliche Higashi-School wurde 1954 in Tokio gegründet. Das Prinzip dieser Schule ist die »alltägliche Lebenstherapie«, die das Ziel hat, während der Werktage die Kinder ständig zu beschäftigen und zu kontrollieren, wobei es allerdings erstaunlich wenig Aktivitäten an den Wochenenden gibt. Ebenso wichtige

Komponenten des Lehrplans wie die körperliche Betätigung sind Kunst und Musik, während die Förderung sprachlicher Fähigkeiten keine zentraler Bedeutung hat. Die Imitation von Vorbildern wird befürwortet, wobei Lehrer und fortgeschrittene Schüler die Modelle sind. Die Schule unterstützt ein gruppenweises Vorgehen und nicht Programme, die auf den einzelnen Schüler zugeschnitten sind. Kinder mit körperlichen Problemen, die so schwerwiegend sind, daß sie nicht an den körperlichen Übungen teilnehmen können, werden aus der Schule ausgeschlossen.

Bis heute gibt es keine unabhängige Beurteilung der Higashi-Schule. Viele Fragen nach dem pädagogischen Lehrplan und nach der Wirksamkeit der »alltäglichen Lebenstherapie« – und zwar über einen längeren Zeitraum hinweg – müssen beantwortet werden, speziell wegen aufsehenerregender Behauptungen, die von Befürwortern der Methoden dieser Schule geäußert wurden und die viel Unterstützung durch die Medien gefunden haben. Die National Autistic Society wird in Kürze die Resultate ihrer Bewertung der Higashi-Methode veröffentlichen und kann dann Eltern, die ihre Kinder in diese Schule schicken wollen, Informationen anbieten. Bevor diese Eltern ihre Häuser verkaufen und den Atlantik überqueren, sollten sie die Schulen in unserem Land ansehen. Sie werden durch das, was sie finden, sehr ermutigt werden.

Noch neuer ist der »Option Approach« (Methode der Wahlmöglichkeiten), der ebenfalls in den Vereinigten Staaten entstanden ist. Er beruht auf der Theorie, daß Gefühle von Einstellungen beherrscht werden. Wenn Einstellungen geändert werden können, dann werden sich auch die Gefühle ändern. »Wir haben die Wahl, glücklich zu sein« – das heißt, glücklich mit einem autistischen Kind. Den Eltern werden beträchtliche Unterstützungen und Ermutigungen in einer emotional liebevollen und fürsorglichen Umgebung geboten, wenn sie in die Methode eingeführt werden. Nach unserer Auffassung ist dies sehr positiv und akzeptabel. Zur Praxis dieser Theorie gehören aber so extreme Veränderungen des Familienlebens, daß wir die Durchführbarkeit dieser Methode bezweifeln. Das Kind wird in einem separaten Raum der Familienwohnung eingeschlossen, in dem es alles kontrollieren kann, was mit ihm geschieht. Es wird von einem Team freiwilliger Helfer betreut, die bei ihrer pädagogischen Arbeit von den Aktivitäten ausgehen, mit denen das Kind selbst beginnt – und dieses Programm wird während all seiner wachen Stunden durchgeführt.

Jeder Lehrer oder Therapeut, der einige Jahre mit autistischen Kindern gearbeitet hat, wird in der Lage sein, viele Erfolge aufzuzählen. Wir kennen aber niemanden, der behaupten kann, er habe die Behinderung geheilt. Zur Entwicklungsgeschichte der Störung gehört es, daß die betroffenen Kinder Fortschritte machen, manchmal mit und manchmal ohne Behandlung. Deshalb kann die Arbeit, die in vielen Schulen mit autistischen Kindern geleistet wird, zu vergleichbaren Ergebnissen führen, ohne irgendeine begleitende Publizität und Propaganda. Es hat sich herausgestellt, daß autistische Kinder in Schulen, in denen auf Ordnung und routinehafte Gewohnheiten geachtet wird, bessere Forschritte machen als unter Bedingungen, in denen mehr Gewicht auf Kreativität, freien Gefühlsausdruck und Vorstellungsfähigkeit gelegt wird.

Vielleicht sollte auch die Aversionstherapie erwähnt werden – besonders in Hinblick auf Kinder, die sehr schwere Verhaltensprobleme wie Selbstverletzung und Aggression zeigen. Sie wird häufiger in den Vereinigten Staaten als in unserem Land praktiziert. Zu ihr gehört die Verwendung unangenehmer Konsequenzen, um unerwünschtes Verhalten zu vermindern. Die Anwendung solcher Methoden wird für die meisten Leute abschreckend sein, und ihr Gebrauch könnte als unmoralisch verurteilt werden. Außerdem gibt es wenig Beweise dafür, daß die Besserung langfristig anhält, wenn die Therapie ausgesetzt wird. Positive Methoden zur Bewältigung extremen Verhaltens sind ebenfalls erfolgreich, aber die Debatte darüber, welche Methoden vorzuziehen seien, ist noch nicht beendet.

Es ist nichts Ungewöhnliches, wenn die Schwierigkeiten bei autistischen Kindern mit höherem Niveau unerkannt bleiben und als Folge emotionaler Störungen und/oder elterlicher Erziehungsfehler angesehen werden. Aus diesem Grund wurde mit einigen dieser Kinder und ihren Familien eine Familientherapie durchgeführt, oder das Kind wurde einem Therapeuten vorgestellt, der eine psychotherapeutische Behandlung vorschlug.

Manchmal werden psychotherapeutische Behandlungen angeboten, weil der Autismus nicht erkannt wird. In einigen anderen

Fällen wurde eine Psychotherapie empfohlen, weil der Therapeut die Auffassung hatte, daß der Autismus auf einer emotionalen Ursache beruht. Was die Familientherapie betrifft, so scheint es uns, daß ihre Anhänger oft wenig Kenntnisse von den Problemen des autistischen Kindes haben – und das hilft denjenigen Fachleuten, die Erfahrung mit der Behinderung haben, wenig, der Wirksamkeit dieser Methode zu vertrauen. Auch glauben wir nicht, daß es hilfreich ist, Eltern den Gedanken nahezubringen, die Probleme ihres Kindes seien durch ihre Fehlerziehung verursacht und nicht durch eine organische Störung. Allerdings muß festgestellt werden, daß dann, wenn die Behinderung erkannt ist, eine Diskussion darüber, wie man am besten mit dem autistischen Familienmitglied umgeht, für die ganze Familie hilfreich und produktiv sein kann.

Im Lauf der Jahre sind uns einige autistische Kinder begegnet, die Psychotherapie erhalten haben. In einigen dieser Fälle war der Autismus nicht erkannt worden, und die Schwierigkeiten des Kindes wurden als Folge emotionaler Probleme angesehen, die neben einer geistigen Behinderung, möglicherweise schwereren Grades, bestehen würde. In anderen Fällen wurde der Autismus erkannt und als psychotherapeutisch behandelbar angesehen. Man könnte endlos und ohne Ergebnis darüber diskutieren, ob eine Verbesserung, sofern sie eingetreten ist, durch die Erziehung und Lenkung des Kindes in der Schule herbeigeführt wurde, oder ob die Behauptung des Psychotherapeuten, seine Methode hätte die Besserung erbracht, auch auf irgendeiner Grundlage beruht. Wir können nur Bemerkungen aufgrund unserer eigenen Erfahrung mit einzelnen Fällen machen. Daraus geht hervor, daß Psychotherapie keine angemessene Behandlung für Autismus ist und daß Behauptungen hinsichtlich ihrer Wirksamkeit einen Optimismus im Denken des Therapeuten widerspiegeln und nicht tatsächliche Erkenntnisse über das Kind. Es ist allzu leicht, Gedanken und Gefühle auf ein Kind zu übertragen, das in seiner Kommunikationsfähigkeit ernsthaft eingeschränkt ist, und das unnormale Verhalten aufgrund der psychoanalytischen Theorie zu interpretieren.

Es gibt eine kleine Gruppe von Eltern, denen mit traditionellen Methoden nicht geholfen werden kann und die unbedingt Behandlungen außerhalb dessen probieren wollen, was sie das

»autistische Etablishment« nennen. Oft ist es dieses »Establishment«, das die Diagnose des Autismus gestellt hat. Verständlicherweise richten sich die elterlichen Gefühle der Erregung und des Ärgers gegen diese Instanz. Es ist, als ob der Botschafter, der schlechte Nachrichten überbringt, dafür verantwortlich gemacht wird, und deshalb ist jede Hilfe, die von dieser Seite angeboten wird, für diese Eltern nicht annehmbar.

Innerhalb der alternativen Methoden kann es viele geben, die sehr verständnisvoll und einsichtig sind, und manche können auch eine gewisse Verbesserung einiger Merkmale des Autismus herbeiführen. Verschiedene Eltern haben verschiedene Bedürfnisse hinsichtlich der Art und des Umfangs der Hilfen, die sie benötigen. Wenn sie mit einem bestimmten Vorgehen glücklich und zufrieden sind, dann ist diese Methode für sie eine Hilfe, auch wenn bei ihrem Kind keine Besserung eingetreten ist.

Bereits 1991 wurde ein Lexikon verschiedener Vorgehensweisen zur Behandlung des Autismus von der National Autistic Society Autism Research Unit (Nationale autistische Vereinigung, Abteilung für Autismus-Forschung) veröffentlicht. Sein Ziel ist, eine Beschreibung aller bekannten Behandlungsmethoden einschließlich der Kontaktadressen bereitzustellen. Auch Bewertungen sind darin enthalten, sofern sie durchgeführt wurden, und es ist angekündigt, daß die Informationen ständig auf den neuesten Stand gebracht würden. Es sei ferner erwähnt, daß die Nottingham University Child Development Research Unit (Abteilung zur Erforschung der kindlichen Entwicklung der Universität Nottingham) ebenfalls alternative Behandlungen beim Autismus bewertet und daß ihre Daten 1992 vollständig vorliegen werden.

Es ist sehr bedauerlich, daß ziemlich viele Fachleute, die mit kleinen Kindern zu tun haben, den Autismus nicht kennen, und daß es selbst dann, wenn er erkannt wird, in vielen Teilen unseres Landes keine Hilfen gibt. Sehr wahrscheinlich füllen alternative Behandlungsmethoden diese Lücke und weisen auf betrübliche Defizite hin, wie sie oft bei lokalen pädagogischen und medizinischen Diensten bestehen. Viele Eltern, selbst in Gebieten mit relativ guten Informationen und Hilfsmöglichkeiten, haben gesagt: »Okay, wir wissen, daß unser Zweijähriger autistisch ist, aber was nun?«. Der Idealfall wäre, wenn es spezielle Kindergärten gäbe, die von kleinen Kindern mit Autismus besucht werden können, vielleicht nur einige Stunden pro Tag, in denen die Entwicklung des Kindes fortlaufend beobachtet werden kann. Auf diese Weise würde innerhalb eines Bezirks an einer zentralen Stelle ein Expertenwissen über Autismus gesammelt, und die Eltern könnten von dort aus Anweisung und Unterstützung erhalten. Solange solche Dienste nicht im größeren Umfang zur Verfügung stehen, raten wir allen Eltern dringend, eine skeptische Haltung zu bewahren, bevor sie ihre Hoffnung auf irgendeine sogenannte Heilmethode oder Behandlung stützen, die nicht auf einer realistischen Erfassung des Entwicklungsniveaus ihres Kindes beruht.

Anhang

1. Fallstudien

Die folgenden Fallgeschichten beruhen zwar auf der Erfahrung mit realen Kindern, sind aber in bestimmter Weise abgewandelt worden, um die Identität zu schützen und die Anonymität zu sichern. Die Fallstudien spiegeln den weiten Bereich innerhalb des autistischen Kontinuums.

Tanya, jetzt 6 Jahre alt

Vorstellung
Bei der ersten Konsultation wurde Tanya einer Sprachtherapeutin vorgestellt, weil sich ihre Sprache nicht entwickelte. Es wurden autistische Züge festgestellt, woran sich eine weitere Vorstellung bei einer spezialisierten Sprachtherapeutin innerhalb des Bezirks anschloß, und diese war es, die den folgenden Bericht geschrieben hat, als Tanya 4 Jahre alt war.

Hintergrundinformation
Tanya ist das vierte Kind von Eltern aus Osteuropa. Die älteren Kinder haben keine Probleme und besuchen die Regelschule. Zu Hause wird eine Mischung aus englisch und deutsch gesprochen.

Frühkindliche Entwicklung und Krankengeschichte
Tanya war ein sehr schwieriges Baby, und erst später, im Rückblick, wurde deutlich, daß es bei ihr schwache Abnormitäten der Entwicklung gegeben hatte, die aber unbemerkt geblieben waren. Tanyas körperliche Entwicklung und die Meilensteine der Motorik waren normal. Trotzdem spürte die Mutter, daß nicht alles in

Ordnung und Tanya irgendwie anders als ihre Geschwister war. Da die Mutter drei andere Kinder hatte, sah sie in Tanyas immer gleichen Freundlichkeit gegenüber Fremden eine Besonderheit ihrer Persönlichkeit und kein Symptom einer abnormen sozialen Entwicklung.

Von frühem Alter an interessierte Tanya sich für elektrische Apparaturen. Früher hatte sie den Arm eines Erwachsenen als ein Werkzeug benutzt, aber das ist nicht mehr so.

Es wurde berichtet, daß Tanya früher bestimmte Fähigkeiten zeigte, die dann verloren gingen – so wie das Zählen von Gegenständen usw.

Tanya beschäftigt sich lange Zeit selbst und kann auch symbolisch spielen (Füttern, Waschen von Puppen usw.), aber sie kann es nicht auf kreative Weise. Sie hat in ihrer Entwicklung keinerlei schwere Krankheiten durchgemacht. Zeitweise gab es Zweifel an ihrer Hörfähigkeit, weil sie auf Sprache nicht immer reagierte. Es ist beobachtet worden, daß sie bei lauten oder ungewöhnlichen Geräuschen ihre Ohren mit den Händen bedeckt. Sie hört gerne Musik.

Äußere Erscheinung

Tanya ist ein sehr hübsches und zierliches kleines Mädchen mit einem wachen und neugierigen Gesichtsausdruck. Sie hat einen guten Blickkontakt und scheint bei oberflächlicher Betrachtung normal zu sein. Genauere Beobachtungen lassen aber eine Anzahl schwacher Abnormitäten im Verhalten erkennen, zu denen sonderbare Handstellungen und einige Körperdrehungen gehören.

Verhalten

Im allgemeinen kann Tanyas Verhalten als unreif bezeichnet werden. Bis vor kurzem hatte sie ein zwanghaftes Interesse an einem bestimmten Videofilm, den sie ständig sehen wollte. Sie hatte auch ein ausdauerndes Interesse für bestimmte Bücher gezeigt, die sie ansah, bis ihr schwindlig wurde. Vor kurzem hat sie entdeckt, daß es Schatten gibt, und von diesem Moment an konzentrierte sich ihr Interesse sehr stark darauf. Sie geht dicht an andere Menschen heran und starrt sie an. Sie trägt immer eine Babyflasche mit sich herum, aus der sie trinkt und die sie offensichtlich beruhigt.

Soziales Verhalten
Im allgemeinen hat Tanya es nicht gerne, wenn man sie anfaßt. Im Kindergarten spielte sie in der Gesellschaft anderer Kinder, aber nicht *mit* ihnen. Während sie früher alle Menschen gleich behandelte, klammert sie sich heute sehr an ihre Mutter und will nicht allein bleiben; diese Reaktion nimmt jetzt aber ab.

Allgemeine Lenkung und Verhaltensprobleme
Wie bereits erwähnt, ist Tanya ein Kind, das sich schwer lenken läßt. Sie geht abends nicht vor 10 oder 11 Uhr ins Bett, und so ist es sehr schwer, sie morgens zum Aufstehen zu bewegen. Aus diesem Grund besucht sie den Kindergarten an den Nachmittagen. Die Reinlichkeitserziehung ist abgeschlossen; sie zieht auf Aufforderung ihr Höschen herunter. Sie ist mit der Nahrung extrem wählerisch, und die Essenszeiten sind besonders schwierig. Ihre Verhaltensprobleme und die Schuld-, wenn nicht Schamgefühle ihrer Eltern hinsichtlich ihrer Behinderung haben die Familie veranlaßt, sich von Kontakten mit Freunden und Nachbarn auszuschließen.

Kontrolle der Aufmerksamkeit
Tanya ist in der Lage, sich lange Zeit auf Aufgaben zu konzentrieren, die für sie von Interesse sind.

Kognitive Entwicklung
Es sind keine formalen Untersuchungen durchgeführt worden. Bei Aufgaben zur visuellen Wahrnehmung zeigt Tanya gute Fähigkeiten. Sie hält einen Bleistift sehr gut in der Hand und kann etwas ausmalen. Sie kann Farben benennen und benutzt die Farbnamen manchmal als Bezeichnung für Gegenstände.

Sprechen und Sprache
Eine formelle Sprachuntersuchung ist noch nicht durchgeführt worden. Im allgemeinen wird zu Hause mit ihr englisch gesprochen, um Verwirrungen zu vermeiden. Wahrscheinlich ist ihr Sprachverständnis begrenzt. Sie ist in der Lage, Gegenstände zu benennen und einige auswendig gelernte und situationsbezogene Ausdrücke anzuwenden, um einen Wunsch auszudrücken. Eine gewisse Echolalie ist erkennbar.

Schlußfolgerung
Das Profil von Tanyas Abnormitäten und die Beeinträchtigungen im Sozialverhalten und in der Kommunikation passen zu einer Diagnose des Austismus.

Nachuntersuchung
Tanyas Eltern waren verständlicherweise durch die Diagnose »Autismus« verwirrt und beunruhigt, und diese Situation wurde noch komplizierter, als eine parallele Vorstellung in einem Child Development Center (Zentrum für kindliche Entwicklung) eine andere Diagnose erbrachte, nämlich »schweres Kommunikationsproblem«. Es wurde eine Sprachtherapie verordnet, und man verband damit die Vorstellung, daß auf diesem Weg Tanyas Probleme zu lösen seien. Diese Auskünfte verwirrten die Eltern und boten ihnen keine zufriedenstellende Erklärung für Tanyas zahlreiche Probleme. Inzwischen war das Mädchen einer geeigneten Schule für autistische Kinder von höherem Niveau zugewiesen worden, die in der Lage war, vor der tatsächlichen Aufnahme Hilfe und Beratung anzubieten. Ein späteres Treffen zwischen den Fachleuten, die mit der Familie zu tun gehabt hatten, führte zu einer übereinstimmenden Beurteilung und zum besseren Verständnis von Tanyas Schwierigkeiten. Man einigte sich auf ein einheitliches Vorgehen, das sich sowohl als akzeptabel wie als produktiv erwies.

Die Familie wurde ermutigt, wieder an sozialen Aktivitäten teilzunehmen, was für die anderen Kinder wichtig war, deren Bedürfnisse ignoriert worden waren, während sich die Aufmerksamkeit auf Tanya richtete. Tanya selbst brauchte mehr soziale Kontakte, um ihre Erfahrungen zu erweitern, und das war auch für sie ein großer Gewinn.

Vier Monate nachdem Tanya in die Schule aufgenommen worden war, wurden mehr formelle Untersuchungen durchgeführt. Im Alter von 4 Jahren und 4 Monaten lag ihr Sprachverständnis auf dem Niveau von 2 Jahren und 2 Monaten, ihre expressive Sprache bei 2 Jahren und 1 Monat. Sechs Monate später hatte sich das Sprachverständnis nicht verbessert, aber in der sprachlichen Ausdrucksfähigkeit hatte es einen Fortschritt gegeben. Es war sehr schwierig, ihre Aufmerksamkeit für Aufgaben zu gewinnen, die sie nicht selbst gewählt hatte. Große Fortschritte machten in dieser Zeit Tanyas Eßmanieren, und zwar durch die Anwendung eines strukurierten Programms, das auch zu Hause durchgeführt worden war. Später wurde ihre körperliche Erscheinung robuster, ihr Verhalten verbesserte sich, und ihre Wutanfälle nahmen ab. Weitere Sprachuntersuchungen im Alter von 5;9 Jahren ergaben einen Gesamtwert von 3;9 Jahren und einen Wert für die expressive Sprache von 3;1 Jahren. Die jüngsten Untersuchungen im Alter von 6;4 Jahren zeigten eine leichte Beschleunigung der Entwicklung; die Werte sowohl für das Sprachverständnis wie für die sprachliche Ausdrucksfähigkeit lagen bei einem Entwicklungsalter von 4;7 Jahren. Tanyas Aufmerksamkeit ist nun völlig zufriedenstellend, und sie macht beim Lesen und in den arithmetischen Fähigkeiten gute Fortschritte. Sie spielt nun mit den anderen Kindern ihrer Klasse und hat angefangen, an integrativen Stunden in der Regelschule teilzunehmen, was bisher erfolgreich gewesen ist.

Tanya macht heute den Eindruck eines etwas seltsamen Kindes. Bei der ersten Begegnung kann sie normal erscheinen; sie antwortet auf Fragen, stellt selber Fragen, und die sehr speziellen Besonderheiten ihres Verhaltens sind verschwunden. Aber später wird deutlich, daß ihre Aktivitäten und ihre Sprache etwas Stereotypes an sich haben, so daß es, trotz ihrer großen Fortschritte, unrealistisch wäre anzunehmen, daß sie ihre autistischen Züge jemals ablegen wird.

Wir haben keinen Grund, daran zu zweifeln, daß sie weiterhin gute Fortschritte machen wird. Man hat das Gefühl, daß zunehmender Kontakt mit normalen Kindern ihr gute Vorbilder geben wird, an denen sie ihr Verhalten ausrichten kann.

Hannah, jetzt 5 Jahre 9 Monate alt

Vorstellung
Hannah wurde der lokalen Sprachtherapeutin wegen verzögerter Sprachentwicklung vorgestellt. Diese stellte autistische Merkmale fest, und deshalb wurde Hannah an eine auf den Autismus spezialisierte Sprachtherapeutin überwiesen. Der folgende Bericht wurde geschrieben, als Hannah 2 Jahre alt war.

Hintergrundinformation
Hannah ist die Tochter einer englischen Mutter und eines türkischen Vaters. Ihr älterer Bruder hatte eine angeborene Abnormität, die sein Verdauungssystem betraf, war sonst aber normal. Hannahs Geburt und frühe Entwicklung waren den Berichten zufolge völlig unauffällig, und die Meilensteine der Entwicklung waren normal. Eine sorgfältige Befragung von Hannahs Mutter deckte aber auf, daß – im Rückblick – von frühem Alter an einige schwache Hinweise auf eine abnorme Sozialentwicklung erkennbar waren. Es wird berichtet, daß Hannah ein sehr »braves« Baby war, das anscheinend keine sozialen Interaktionen begann und keinen wechselseitigen Austausch im Verhalten zeigte. Sie interessierte sich schon früh für die Bedienungsknöpfe von Fernseh- und Videogeräten, aber es war unmöglich, ihre Aufmerksamkeit auf Bilderbücher zu lenken. Ihre Reaktionen unterschieden sich von denen ihres älteren Bruders, aber in diesem Stadium wurden die Anzeichen wegerklärt, indem angenommen wurde, daß dies einfach Hannahs charakterlichen Eigenheiten seien. Die Eltern waren über ihre Entwicklung nicht ernsthaft beunruhigt, bis sie etwa 18 Monate alt war; dann waren ihre fehlenden Reaktionen auf Sprache der Anlaß, die Möglichkeit einer Hörschädigung zu untersuchen. Aber es war offensichtlich, daß sie keine Schwierigkeiten hatte, auf Laute zu reagieren, die sie interessierten, wenn zum Beispiel der Fernsehapparat eingeschaltet wurde, während sie in einem anderen Raum war. Spätere Untersuchungen ergaben, daß ihr Gehör normal war.

Ihre Mutter berichtete, daß sie niemals zu einem guten Schlafrhythmus kam. Kürzlich hat sich dies verschlechtert und ist jetzt das hauptsächliche Verhaltensproblem, das Sorgen macht. Hannah ist noch nicht sauber und zeigt auch nicht, daß sie das Einnässen und Einkoten stört. Wichtiger ist vielleicht die Beobachtung der Mutter, daß Hannah anscheinend nicht den Ablauf täglicher Routinehandlungen vorhersieht, zum Beispiel nicht erkennt, daß es zur Vorbereitung für einen Ausflug gehört, wenn ihr die Jacke angezogen wird – und dabei hat sie an Ausflügen besondere Freude.

Durch weitere Fragen veranlaßt, berichtet die Mutter über einige wedelnde Handbewegungen, auch über Zehenspitzengang sowie über sehr schwachen Blickkontakt. Hannah haßt jede Störung bei ihren eigenen Aktivitäten, zeigt ihrer Mutter manchmal aber, daß sie geknuddelt werden möchte. Daraus entsteht manchmal eine Balgerei, an der sie Freude hat. Im allgemeinen kann sie aber als verschlossen und selbstgenügsam beschrieben werden.

Allgemeine Beobachtungen
Hannah ist ein sehr hübsches kleines Mädchen von normaler Erscheinung, das körperlich gut entwickelt ist und beträchtlich älter als ihr Lebensalter von knapp 2 Jahren wirkt. Während einer Beobachtungssitzung, in der keine formelle Untersuchung versucht wurde, beschäftigte sie sich mit dem Spielzeug, das greifbar war. Ihr Spiel bestand darin, mit den Dingen zu hantieren und sie umherzubewegen, aber nicht in irgendeiner sinnvollen Aktivität. Es wird berichtet, daß sie ihr Vergnügen daran hat, Bausteine zu benutzen und damit etwas zu konstruieren, wobei sie ein beträchtliches Handgeschick zeigt. Ihr »Spiel« war von ständigen Vokalisationen begleitet, zu denen auch Intonationsmuster gehörten; es war nicht zu erkennen, daß dieses Sprechen eine Bedeutung hatte. Sie reagierte auf alle Versuche zu einer sozialen Interaktion indifferent. Bizarres Verhalten wurde nicht beobachtet.

Schlußfolgerungen und Hinweise
Aus der Struktur von Abnormitäten der Entwicklung, die sowohl soziale Beeinträchtigungen als auch Sprachverzögerungen einschließt, geht hervor, daß »Autismus« ein passender Begriff ist, um das Spektrum von Hannahs Schwierigkeiten zu beschreiben. Obwohl sie mehrmals in einem zentralen Lehrkrankenhaus vorgestellt worden war, wurde keine Diagnose angeboten, und die Eltern waren in Sorge darüber, was es mit Hannah auf sich hätte. Es schien deshalb richtig, den Begriff »Autismus« einzuführen, nachdem Hannahs Mutter eine Diagnose verlangt und ihre Verärgerung über das Krankenhaus ausgedrückt hatte. Zusätzlich erhielt sie einige Informationen über die Art dieser Behinderung, und die Eltern schienen erleichtert zu sein, daß es wenigstens eine Erklärung für ihre rätselhafte Tochter gab.

Nachuntersuchung
Obwohl sie sich anfangs darüber freuten, eine Diagnose zu haben, wurden die Eltern ärgerlich und traurig, als sie mehr über

die Behinderung herausfanden. Sie fanden die Art und Weise, wie ihnen die Diagnose mitgeteilt worden war, falsch, obwohl sie selbst danach verlangt hatten. Die Sprachtherapeutin, die Hannah regelmäßig sah, konnte einige Hilfen anbieten, während Vorbereitungen getroffen wurden, Hannah dem örtlichen Kinderarzt und dem Psychologen zur Untersuchung vorzustellen. Zu dieser Zeit wurde angenommen, daß Hannahs Entwicklung nicht ernsthaft verzögert sei, und tatsächlich hatte sie einige Fortschritte gemacht, als sie 5 Monate später der sprachtherapeutischen Spezialistin wieder vorgestellt wurde. Körperdrehungen waren allerdings immer noch deutlich erkennbar. Aber Hannah begann, einige situationsgebundene Wörter zu imitieren, etwa »bye, bye« und »again«. Im allgemeinen war es weniger problematisch, sie zu lenken und Hannah begann, routinehafte Ereignisse wie die Vorbereitung zur Spielgruppe zu verstehen. Ihre Mutter schien mit der Diagnose zurechtzukommen, war aber äußerst betrübt, und man bekam das Gefühl, daß sie für unkluge Beratungen und Versprechungen einer Heilbehandlung sehr empfänglich sein würde. Obwohl die Eltern in die Türkei zurückgehen wollten, entschieden sie, weil es dort an sonderpädagogischen Angeboten fehlt, zunächst noch in Großbritannien zu bleiben.

In der Zwischenzeit haben die Eltern an einer Selbsthilfegruppe an der Schule teilgenommen, in die, wie sie erwarteten, Hannah später gehen würde. Hannah wurde im Alter von 4 Jahren noch einmal untersucht, wobei es ganz offensichtlich war, daß sie, unabhängig von den autistischen Merkmalen, schwere Lernprobleme hatte. Das war ein weiterer Schlag für die Eltern, die nun damit zurechtkommen mußten, daß Hannah nicht nur autistisch, sondern auch geistig schwer behindert war. Dies ließ allen früheren Ärger wieder aufleben, besonders, als eine alternative Beschulung Hannahs Bedürfnissen besser zu entsprechen schien. Die vorgeschlagene Schule war für Kinder mit schweren Lernschwierigkeiten bestimmt, eine Tatsache, mit der die Eltern sich erst nach einiger Zeit abfinden konnten. Da die Schule aber besonders gut geführt und gut ausgestattet war, wurde sie von ihnen akzeptiert, und Hannah hat sich gut eingelebt und macht Fortschritte. Ihre Sprache entwickelt sich weiter, wird von ihr aber nur benutzt, um ihre eigenen Bedürfnisse auszudrücken.

Als Hannah 6 Jahre alt war, entschloß sich die Familie schließlich, Großbritannien zu verlassen und sich in der Türkei niederzulassen.

Jason, jetzt 6 Jahre alt

Vorstellung
Im Alter von 3 Jahren und 8 Monaten wurde Jason von seiner Mutter zu einer Sprachtherapeutin gebracht; diese stellte fest, daß sich seine Sprache nicht normal entwickelte. Der folgende Bericht wurde 2 Monate später geschrieben.

Hintergrundinformationen
Obwohl es in Jasons Entwicklung keine ungünstigen Vorfälle gegeben hatte, schien er für sein Alter klein zu sein und im allgemeinen auf dem Entwicklungsstand eines Kindes zu stehen, das jünger als sein Lebensalter ist. Sowohl die fein- als auch die grobmotorische Kontrolle waren nicht ausgereift, obwohl er gute Fähigkeiten in der Selbstversorgung zeigte. Seitdem hatte er bis zu seinem dritten Geburtstag eine Nursery School (Kindergarten bzw. -krippe) besucht.

Aufmerksamkeitskontrolle
Sie ist sehr zufriedenstellend, wenn Jason Aufgaben angeboten werden, die ihn interessieren und die er bewältigen kann. Wenn sie seine Fähigkeiten übersteigen, entzieht er sich und verweigert die Mitarbeit.

Symbolisches Verständnis
Jason hat in diesem Bereich keine Schwierigkeiten und erreichte im symbolischen Spieltest von Lowe & Costello (1976) die volle Punktzahl, wobei darauf hinzuweisen ist, daß der höchste erreichbare Wert auf dem Niveau der Dreijährigkeit liegt. Trotz des hohen Wertes scheint Jason nicht in der Lage zu sein, phantasievoll zu spielen, und wenn er beobachtet wird, wiederholt er nur einen einzigen Spielablauf und zeigt kein Interesse, das ausgehändigte Spielmaterial zu verwenden.

Soziale Entwicklung
Jason hat Freude an der Gesellschaft anderer Kinder und reagiert auf sie, ist aber nicht in der Lage, ein Spiel mit ihnen zu beginnen und symbolisch zu spielen. Er ist als »Einzelgänger« bezeichnet worden und verbringt seine Zeit mehr damit, Bücher anzusehen, als etwas mit seinen Altersgefährten zu tun. Zweifellos hat er an nichts mehr Freude als daran, neben einem Erwachsenen zu sitzen und Anweisungen zu erhalten, wie er Aufgaben, die er bewältigen kann, ausführen soll. Wenn er aber in der Schule sich selbst überlassen bleibt, sucht er nicht nach konstruktivem Spielzeug, um sich zu beschäftigen, sondern sitzt da und sieht umher, bis ein Erwachsener eingreift.

Sprechen und Sprache
Zur Zeit seiner Aufnahme in die Nursery School war den Berichten zufolge sein Sprachverständnis sehr begrenzt und bestanden seine sprachlichen Äußerungen aus Einwortsätzen.

Ergebnisse der Untersuchung		
Lebensalter	**Sprachverständnis**	**Sprachproduktion**
Reynell Developmental Language Scales		
3 Jahre 7 Monate	2 Jahre	2 Jahre 2 Monate
Derbyshire Language Scheme		
3 Jahre 7 Monate	2 informationshaltige Wörter	
3 Jahre 10 Monate	3 informationshaltige Wörter	

Diese Werte zeigten, daß Jasons Sprachentwicklung, sowohl als Verständnis wie als Sprachproduktion, verzögert war. Seine Sprache war meist leicht zu verstehen.

Es gibt Anzeichen für Echolalie. Die höheren Werte im Reynell-Test für die sprachliche Ausdrucksfähigkeit beruhen auf den Leistungen in auswendig gelernter und situationsgebundener Sprache, die typisch für Jasons Äußerungen ist. Aber wichtiger noch, Jasons Kommunikationsfähigkeiten sind begrenzt; er scheint nicht in der Lage zu sein, ein Gespräch einzuleiten oder andere Mittel der Kommunikation (zum Beispiel Gestik oder Mimik usw.) zu entwickeln, mit denen er seine Ausfälle in der gesprochenen Sprache ausgleichen könnte.

Wenn ihm sprachliche Begriffe beigebracht werden, dann sind diese tendenziell umweltabhängig; Jasons Fähigkeit zur Verallgemeinerung ist begrenzt. Er scheint Schwierigkeiten zu haben, Folgerungen zu erfassen, die sich aus Situationen ergeben, die nicht von konkreter Natur oder ihm bekannt sind. Es wird berichtet, daß er gut im Puzzlelegen ist; in der Schule kann er Wörter aussprechen und sie den Gegenständen zuordnen. Er kann Farben richtig benennen und ist fähig, eine 1:1-Korrespondenz herzustellen (Beginn des Verständnisses des Wesens der Zahlen). Bei Klassifikationsaufgaben, zum Beispiel beim Sortieren, braucht er aber einen Anstoß, der ihm hilft, das Prinzip der Aufgabe zu verstehen.

Fortschritte

Jason kann jetzt besser zuhören. Sein Verständnis hat sich verbessert, ebenso seine Fähigkeit und Bereitschaft zur Kommunikation. Es hat auch Fortschritte mit den sprachlichen Begriffen gegeben; vor 2 Monaten war er völlig unfähig zu zeichnen und hielt seinen Stift mit einem Griff wie ein sehr kleines Kind – was jetzt seltener vorkommt. Er reagierte auf sprachliche Aufforderungen, zum Beispiel: »Zeichne einen Kopf«, »Wo gehören die Augen hin?« usw., und nachdem er gelernt hatte, einen Mann zu zeichnen, bestand er darauf, dies in einer sehr stereotypen Weise zu wiederholen, und weigerte sich, irgend etwas anderes zu versuchen. Nach seiner 14tägigen Ferienzeit hatte er einen großen Teil der Zeichenroutine vergessen, und dem Mann, den er nun ständig zeichnete, fehlten viele der Attribute, die er wahrscheinlich früher aus dem Gedächtnis geschöpft hatte.

Schlußfolgerungen

Es ist offensichtlich, daß diese Schwierigkeiten nicht einfach auf eine verzögerte Sprachentwicklung zurückzuführen sind, sondern vielfache Ursachen haben, die mit der Sozialentwicklung zusammenhängen und soziale Beziehungen, Kommunikation, Verständnis und Vorstellungsfähigkeit einschließen. Das weist auf eine sehr schwache Form von Autismus hin.

Nachuntersuchung
Jason machte weiterhin gute Fortschritte. Seine Aufnahme in die Regelschule wurde einige Monate lang aufgeschoben; während dieser Zeit erhielt er Sprachtherapie. Es zeigte sich, daß seine kognitive Entwicklung befriedigend verlief, und aus diesem Grund wurde von der Schule nicht verlangt, die genaue Art seiner Schwierigkeiten zu präzisieren. Das Gefühl war, daß eine diagnostische Einordnung Jasons Weg in keiner Weise erleichtern würde und daß er die Regelschule ohne spezielle Vorkehrungen erfolgreich würde besuchen können. Jason fand sich in seiner Primarschule (Grundschule) sehr gut zurecht; er machte gute Fortschritte und erreichte besonders gute Leistungen im Lesen, obwohl deutlich war, daß ihm das Verständnis fehlte, wenn die Bedeutung verborgen eingebettet oder impliziter Art war. Er hat soziale Schwierigkeiten, die der Schule einige Sorgen bereiten. Es ist deutlich, daß er nicht immer versteht, was von ihm erwartet wird, und auf dem Spielplatz hält er sich gewöhnlich an der Peripherie auf und wird von älteren Kindern als Patient, Baby usw. »benutzt«. Wenn die anderen das Interesse verlieren, ist er nicht in der Lage, eine neue, eigene Aktivität zu beginnen, ist aber bereit, mit den Mitschülern herumzutoben. Es besteht die Hoffnung, daß er die Regelschule bis zu einem Abschluß besucht; seine intellektuellen Fähigkeiten setzen ihn in die Lage, wenigstens einige der subtilen Regeln des sozialen Lebens zu lernen, obwohl das Leben für ihn nicht immer sehr einfach sein wird.

Sean, jetzt 4;2 Jahre

Dieser Bericht wurde geschrieben, als Sean 2 Jahre und 2 Monate alt war.

Vorstellung und Hintergrundinformation
Sean ist Jasons jüngerer Bruder. Er wurde von seiner Mutter vorgestellt, damit er eine Sprachtherapie erhielte. Damals war er noch nicht zwei Jahre alt, und die Sprache entwickelte sich nicht. Die Ironie wollte es, daß vor seinem zweiten Geburtstag alles gut ausgesehen hatte, also in einer Zeit, in der Jason Sprachtherapie erhielt. Im Lichte dessen, was später so offenkundig wurde, war es

ein Unglück, daß sich die Aufmerksamkeit nicht auf Seans frühe Entwicklung konzentriert hatte. Soweit es erinnerlich war, wirkte Sean sehr robust im Vergleich zu seinem Bruder. Wenn ihm freie Bahn gegeben war, krabbelte und lief er umher, und zwar auf eine anscheinend zielgerichtete Weise, beteiligte sich in Wirklichkeit aber nicht an irgendeiner sinnvollen Aktivität. Trennungen von seiner Mutter schienen ihn nicht zu berühren, und er konnte auch kein wechselseitiges Gespräch führen.

Mit 1 Jahr und 10 Monaten beobachtete die Sprachtherapeutin, die eine Untersuchung des Entwicklungsstandes durchführte, autistische Züge; es war offenkundig, daß Sean in allen Bereichen und besonders in der Kommunikation Rückstände aufwies.

Frühkindliche Entwicklung
Die Mutter berichtete, daß Schwangerschaft und Geburt normal gewesen seien; Ernährungsprbleme habe es nicht gegeben. Die Meilensteine der Entwicklung schienen innerhalb der normalen Grenzen zu liegen. Es gab aber Hinweise, daß nicht alles in Ordnung war, insofern, als Sean mehr auf Lichter und glitzernde Gegenstände achtete als auf Menschen. Er reagierte nicht auf Sprache, selbst auf seinen Namen nicht, aber eine Hörbehinderung wurde ausgeschlossen.

Erscheinung und Verhalten
Oberflächlich gesehen, wirkt Sean wie ein normales Kind. Genauere Beobachtungen ergeben aber nicht nur eine allgemeine Unreife, sondern auch Anzeichen einer abweichenden Entwicklung. Sein Blickverhalten ist unstet, und Blickkontakt kommt nur zustande, wenn seine Interessen berührt werden. Wenn er sich selbst überlassen bleibt, dann läuft er ziellos umher, wobei er oft ein Spielzeugauto in seiner Hand hält. Er hat Interesse an Autos, läßt sie hin- und herfahren und dreht an den Rädern. Er wedelt mit den Händen und benutzt kaum die Körpersprache. Er gebraucht oft ein peripheres Sehen, wobei er hauptsächlich Lichter ansieht. Schnelles Kopfschütteln, kombiniert mit einem schräg aufwärts gerichteten Blick, ist ebenfalls zu beobachten, und es sieht so aus, als ob er mit diesem Mittel Selbststimulation erreichen und nicht eine Verneinung ausdrücken will. Wenn er nicht kontrolliert wird, läuft er weg, weil ihm das Bewußtsein für Gefahren fehlt. Es

macht ihm anscheinend nichts aus, allein gelassen zu werden und zu Fremden zu gehen. Im allgemeinen kann sein Verhalten als passiv bezeichnet werden; viele seiner Aktivitäten sind ziellos und stereotyp, zum Beispiel das Öffnen und Schließen von Türen. Er hat große Freude an körperlicher Bewegung, zum Beispiel mit Schaukeln und Rutschbahnen, und ebenso am Balgen und Herumtoben. Andererseits setzt er sich aber auch still hin und sieht dem Kinderprogramm im Fernsehen zu.

Soziales Verhalten
Sean macht auf seine Wünsche aufmerksam, indem er an einem Erwachsenen zieht. Nach Auskunft der Mutter ist er gerne mit anderen Kindern zusammen, hat aber sehr wenig Sozialverständnis. Er sucht selbst den körperlichen Kontakt und freut sich, geknuddelt zu werden. Seine Mutter stellt fest: »Er lebt in seiner kleinen eigenen Welt«.

Allgemeine Lenkung und Verhaltensprobleme
Er hat in der Reinlichkeitserziehung wenig Fortschritte gemacht; er schläft sehr gut und hat kürzlich angefangen, selbständig zu essen. Es ist nicht schwer, sein Verhalten zu lenken; seine Mutter beschreibt ihn als »sehr brav«, aber die fehlenden Fortschritte und das Ausbleiben der Motivation machen den Eltern Sorge; seine Mutter beobachtete, daß beträchtliche Anstöße nötig seien, um eine Reaktion von ihm zu erhalten.

Aufmerksamkeitskontrolle
Die Aufmerksamkeit ist schwankend; im Verhalten ist er hochgradig ablenkbar. Er zeigt eine starre Aufmerksamkeitshaltung, wenn er mit Autos spielt, die, wie bereits erwähnt, für ihn von besonderem Interesse sind.

Untersuchung sensorischer Funktionen
Visuell: Es ist nicht möglich, Sean zu veranlassen, an der Untersuchung teilzunehmen; er stapelt aber einen Becher auf den anderen, wenn seine Mutter ihn dabei unterstützt.

Auditiv: Sean freut sich an Spielzeugen, die Töne erzeugen, trotz der Tatsache, daß er auf die menschliche Stimme nicht reagiert.

Nahsinne: Sean steckt immer noch Gegenstände in den Mund.

Kommunikation
Der Blickkontakt ist oft flüchtig; er sieht einen Erwachsenen an, wenn er erwartet, eine Reaktion zu erhalten, wenn er ungehorsam gewesen ist. Im allgemeinen beachtet er nicht, was gesprochen wird, sofern nicht die Umgebung klar und für ihn interessant ist. Was die sprachliche Audrucksfähigkeit betrifft, so schüttelt er seinen Kopf als Zeichen der Verweigerung. Er bringt etwas intoniertes Lallen hervor, aber im allgemeinen ist er ziemlich still, obwohl er manchmal einzelne Wörter echohaft wiedergegeben hat.

Schlußfolgerungen
Die Struktur der Entwicklung, wie sie in diesem Bericht beschrieben wurde, enthält nicht nur Hinweise auf eine Entwicklungsverzögerung, sondern zusätzlich auf eine autistische Beeinträchtigung.

Nachuntersuchung
Während dieser Bericht geschrieben wurde, hat Sean langsam, aber stetig Fortschritte gemacht, obwohl es schwieriger wurde, ihn zu lenken. Er entwickelte einseitige Nahrungsvorlieben und bekam Wutanfälle. Daraufhin wurde er einem Kinderarzt als Berater vorgestellt, der keine Hinweise auf neurologische Zeichen oder irgendeine Krankheit fand. Es war allerdings nicht möglich, irgendeine Untersuchung der Metabolik durchzuführen.

Im Alter von 3 Jahren und 8 Monaten wurde er in eine Klasse für autistische Schüler aufgenommen, die einer Schule für Kinder mit schweren Lernschwierigkeiten angegliedert war, und dort machte er weiterhin Fortschritte. Eine neuere Untersuchung der Entwicklung hat ergeben, daß seine Fähigkeiten zur Selbstversorgung innerhalb der normalen Grenzen liegen. Lokomotorische, manipulative und visuelle Fertigkeiten sind immer noch etwas verzögert. Die soziale Entwicklung und die Kommunikationsfähigkeit bleiben schwer beeinträchtigt. Der Entwicklungsstand liegt bei der Untersuchung etwa auf dem Niveau der Zweieinhalbjährigkeit, wobei allerdings eine Zunahme im Gebrauch von stehenden Redewendungen ihn in die Lage versetzt, alltägliche Situationen erfolgreich zu bewältigen, und zwar besser, als es die Ergebnisse der formalen Untersuchung erwarten lassen.

Sean sieht nicht mehr so robust aus wie früher und ist jetzt ein etwas unproportionierter kleiner Junge.

Freddie, jetzt 4 Jahre und 6 Monate alt

Vorstellung

Freddie wurde von seinem Kindergarten an einen klinischen Psychologen überwiesen, und zwar mit Zustimmung seiner Eltern, als sein Verhalten, das aggressiv und destruktiv war, keinerlei Besserung zeigte. Er wurde weiter an eine Einrichtung für autistische Kinder überwiesen, damit eine Erstuntersuchung stattfand. Der folgende Bericht wurde geschrieben, als Freddie viereinhalb Jahre alt war.

Hintergrundinformation

Beide Eltern sind Sekundarstufenlehrer, und Freddie hat einen älteren Bruder, der die Regelschule besucht und von dem berichtet wird, daß er in jüngerem Alter Probleme in der sozialen Entwicklung hatte. Einzelheiten darüber sind nicht verfügbar. Im Alter von 2½ Jahren kam Freddie in einen Kindergarten. Nach wenigen Monaten war es offensichtlich, daß er sich nicht einleben würde und daß es schwierig war, ihn zu behalten. Es wurde für ihn ein Platz in einem anderen Kindergarten gefunden, in dem die Mitarbeiter einige Erfahrungen mit Kindern mit speziellen Bedürfnissen hatten. Dieser Kindergarten konnte ihn behalten, allerdings nach einem eigenen Zeitplan, so daß die anderen Kinder durch sein Verhalten nicht zu sehr gestört wurden.

Entwicklungsverlauf

Die Schwangerschaft war normal, und Freddies erste Monate verliefen, trotz gewisser Komplikationen nach der Geburt, ohne besondere Ereignisse, und es wurden auch keine Entwicklungsabnormitäten beobachtet. Abgesehen von der Tatsache, daß Freddie mit 10 Monaten gehen konnte, war kein Elternteil in der Lage, sich an irgendwelche Einzelheiten seiner frühen Entwicklung zu erinnern, und es war für sie besonders schwer, auf Fragen bezüglich seines frühen Sozialverhaltens zu antworten. Er wurde aber als ein »braves« Baby beschrieben.

Im Alter von 2 Jahren wurde er sehr aktiv, er rannte im Kreis umher und war destruktiv und aggressiv. Das Ausmaß und die Intensität dieses Verhaltens nahmen so sehr zu, daß das Familienleben sehr schwierig wurde. Freddies Eltern waren aber der Meinung, daß die ganze Misere bei einem Jungen normal sei, und erklärten das Verhalten als »Ungezogenheit« und als Versuch, Beachtung zu finden.

Allgemeine Beobachtungen

Freddies Erscheinung ist normal und attraktiv. Er hat einen etwas starren Blick, als würde er versuchen, die Wirkung seines Verhaltens zu erfassen. Er kann Sprache benutzen, um seine Bedürfnisse und Interessen mitzuteilen, aber es ist unmöglich, ihn an einem wechselseitigen Gespräch zu beteiligen.

Als er im Kindergarten beobachtet wurde, bewegte er sich durch den Raum und spielte Traktor; dabei ahmte er Maschinengeräusche nach. Dieses Spiel beschäftigte ihn den ganzen Vormittag. Er schien an anderen Kindern unintessiert zu sein und machte keinen Versuch, an ihren Aktivitäten teilzunehmen. Sein Desinteresse war so groß, daß man ihn über ihre Beine und Füße steigen sah, während er umherwanderte und Töne von sich gab. Er beteiligte sich an keiner zielgerichteteten Aktivität, und den Versuchen, ihn zu überreden, sich in eine Gruppe einzufügen, begegnete er mit einem aggressiven Ausbruch, der damit endete, daß er ein Bild von der Wand nahm, sich auf den Boden legte und es in kleine Fetzen zerriß. Wenn sich ihm jemand während dieser Aktivität näherte, war seine Antwort: »Kannst du die Maschine wieder starten?« Zu Hause beschäftigt er sich hauptsächlich außerhalb der Sichtweite der Erwachsenen, aber er spielt jedenfalls, wenn auch in begrenzter Weise, etwa mit solchen Dingen wie einer Spielzeugautobahn.

Untersuchung

Beim zweiten Besuch war Freddie bei der diagnostischen Untersuchung sehr kooperativ. Er konnte Formen zuordnen und einfache Puzzles legen, benutzte aber nur Versuch-Irrtum-Methoden. Er schnüffelte an vielen der Stücke, bevor er sie benutzte. Obwohl er Farben zuordnen konnte, wenn die Gegenstände gleich waren, hatte er Schwierigkeiten, wenn sie unterschiedlich waren, etwa in der Form. Er konnte Objekte Bildern zuordnen, aber nicht Bildern Objekte, obwohl es ihm vorgemacht wurde. Ein späterer Versuch, die diagnostische Untersuchung fortzuführen, endete mit einer Demonstration ungezähmten Verhaltens; Freddie kniff die Untersucherin, biß sie sogar, zog sie an den Haaren, zerriß Schriftstücke und warf Gegenstände aus dem Fenster.

Diskussion

Die Art und der Umfang von Freddies Entwicklungsproblemen legen die Annahme nahe, daß mit der Bezeichnung »Autismus« der passende Zusammenhang bezeichnet wird, innerhalb dessen Freddies Erziehungs- und Unterrichtsprobleme bedacht werden können. Es hilft nicht, dieses Verhalten einfach als ungezogen und aufmerksamkeitssuchend anzusehen. Damit wird die Aufmerksamkeit von den zugrundeliegenden Schwierigkeiten abgezogen, und es werden die vielen Hinweise, daß die Probleme weitreichender und komplexer sind, übergangen.

Obwohl Freddie ein gewisses soziales Bewußtsein zeigt, fehlt es ihm an sozialem Verständnis; er scheint an den Bedürfnissen anderer Menschen weder interessiert noch von ihnen betroffen zu sein, wenn sie nicht mit seinen eigenen kollidieren. Seine Interessen sind eng umschrieben, und es fehlen ihm Vorstellungskraft und Kreativität. Es entstand der Eindruck, daß es mit seiner häuslichen Erziehung nicht zum besten bestellt ist, aber es wäre eine allzu große Vereinfachung, solche schweren Verhaltensprobleme ausschließlich auf eine schlechte Erziehung zurückzuführen.

Nachuntersuchung

Die sehr erfahrene klinische Psychologin, die an der Untersuchung und Behandlung dieses kleinen Jungen beteiligt war, vertrat die Meinung, daß die Diagnose »Autismus« seine Probleme und sein extremes Verhalten erklären könne. Diese passen sicherlich zu den zentralen Bereichen von Lorna Wings Triade. Die Eltern reagierten auf die Diagnose aber mit Ärger und Empörung und weigerten sich, die Gesichtspunkte der Psychologin zu akzeptieren. Obwohl sie jetzt anerkennen, daß Freddie spezielle Bedürfnisse hat, wird es wegen der Schwere seiner Verhaltensprobleme ein hartes Stück Arbeit sein, eine passende Schule für ihn zu finden. Die Probleme bleiben ungelöst.

Fiona, jetzt 8 Jahre alt

Vorstellung
Fiona wurde einer ortsansässigen Sprachtherapeutin vorgestellt, nachdem sich eine unnormale Verzögerung der Sprachentwicklung gezeigt hatte. Der folgende Bericht wurde geschrieben, als sie 6 Jahre alt war, 1 Jahr nach der Erstvorstellung.

Hintergrundinformation
Fiona ist das jüngere von 2 Kindern. Ihre Schwester ist normal und besucht eine Regelschule.

Entwicklungsverlauf
Fiona wurde zum errechneten Termin geboren; die Geburt dauerte lange. Von Geburt an schrie sie viel, schlief sehr wenig und war kein guter Esser. Die Gewichtszunahme war langsam; Fiona hatte ständig Durchfall. Beide Eltern hatten das Gefühl, daß etwas nicht in Ordnung war, besonders, weil es fast unmöglich war, sie zu beruhigen. Zahlreiche ärztliche Beratungen brachten keinerlei Besserung, solange, bis die Mutter mit der Unterstützung einer Selbsthilfegruppe von Eltern hyperaktiver Kinder Kontakt zu einem praktischen Arzt fand, der Interesse an Ernährungs- bzw. metabolischen Ursachen von Verhaltensschwierigkeiten hatte. Seine Untersuchungen ergaben, daß bei Fiona ein schweres Zinkdefizit bestand.

Etwa zur selben Zeit wurde beobachtet, daß Fiona unter spastischen Episoden litt, hauptsächlich in der Nacht, wobei ihr Körper geschüttelt wurde und ihre Augen sich verdrehten. Dies wurde als ein epileptischer Anfall angesehen, und es wurde Epilin verschrieben. Die Eltern zögerten, Fiona dieses Medikament zu geben, da gerade die Behandlung mit Zink begonnen werden sollte. Nach der Einnahme von Zink gab es sofort eine enorme Verbesserung in Fionas Schlafrhythmus und eine anschließende Besserung in ihrem Verhalten. Außer der Behandlung mit Zink wurden künstliche Zusätze aus ihrer Nahrung entfernt; sie erhielt außerdem Vitaminzusätze. Es wurde über keine weiteren epileptischen Episoden berichtet, und ihrer Mutter zufolge ergab eine kürzlich durchgeführte neurologische Untersuchung keinerlei Abnormitäten.

Kürzlich hat es aber in Fionas Verhalten zu Hause wieder eine Veränderung gegeben. Sie schläft nachts sehr wenig, was den Energieverbrauch während des Tages in keiner Weise herabzusetzen scheint. Sie ist zu Hause ein sehr schwer lenkbares Kind, das die anderen Familienmitglieder sehr stört und belastet.

Allgemeine Beobachtungen
Fiona ist für ihr Alter klein, sie hat guten Blickkontakt und einen wachen, aufmerksamen Gesichtsausdruck, wodurch – zusammen mit einem bemerkenswert großen Wortschatz – der Eindruck vermittelt wird, ihre Fähigkeiten seien größer, als es sich später bei genauer Untersuchung herausstellte. Fionas heutige Erscheinung und fröhliche Stimmung sind ganz anders als das Bild, das sie vor weniger als einem Jahr bot. Damals wurde der Eindruck, der durch ihre schmächtige Figur und ihren ängstlichen Gesichtsausdruck entstand, durch eine »Tonsur« auf ihrem Kopf, wo sie sich die Haare ausgezogen hatte, nicht verbessert. Abgesehen von einer Tendenz, exzessiv an ihrem Kinn zu lecken, wodurch eine ständige Entzündung entstand, war ihre Erscheinung weitgehend normal.

In der Schule ist Fiona leicht lenkbar, was im Gegensatz zu den Erziehungsproblemen steht, die sie zu Hause bietet. Ihr Repertoire charakteristischer Verhaltensweisen ist gegenwärtig eher durch ständige Wiederholungen geprägt als durch bizarre Erscheinungsformen. Es soll aber festgehalten werden, daß der Umfang von Abnormitäten in jüngerem Alter größer war, was von diagnostischer Bedeutung ist. Zu diesen Abnormitäten gehörte das Drehen des Körpers, das Haarausziehen, Widerstand gegen Veränderungen, unerklärliche Ängste, Unbehagen bei bestimmten Lauten, Wutanfälle und eine beharrliche Neigung, sich auszuziehen, eine Fertigkeit, die sie mit bemerkenswertem Tempo ausführen kann. Die meisten dieser Verhaltensweisen sind verschwunden oder beträchtlich vermindert.

Wenn sie sich selbst überlassen bleibt, dann ist ihre Aktivität im allgemeinen ziellos. Sie hat ein besonderes Interesse an Kleidungsstücken und Schuhen und zeigt eine bemerkenswerte Fähigkeit, sich an das Aussehen von Autos zu erinnern, die ihren Bekannten gehören.

Im Rahmen ihrer Möglichkeiten hat sie Freude daran, mit Menschen zusammenzusein. Sie hat es schnell heraus, wie man andere ärgern kann, und benutzt diese Fähigkeit zu Hause mit beträchtlicher Wirkung.

In der Schulklasse nimmt sie an den Spielen der anderen, sozial normalen Kinder teil, ist aber nicht in der Lage, selbst mit einem sinnvollem Spiel zu beginnen. Ihr eigenes Spiel ist symbolisch, aber sie kann es nicht phantasievoll und kreativ erweitern.

Obwohl ihre Fähigkeiten zur Selbstversorgung altersentsprechend sind, näßt sie nachts noch ein und muß eine Windel tragen.

Aufmerksamkeitskontrolle

Diese befindet sich auf dem Ein-Kanal-Niveau, was darauf hindeutet, daß Fiona auf die Aktivitäten achten kann, die ein Erwachsener gewählt hat, daß aber ihre Aufmerksamkeit schwer zu kontrollieren ist.

Sensorische Funktionen

Visuelle Wahrnehmung: Dies scheint kein Bereich relativer Leistungsstärke zu sein; ihre Fähigkeiten sind nicht altersentsprechend.

Auditive Wahrnehmung: Dieser Leistungsbereich ist zweifellos eine »Fähigkeitsinsel«; in allen Aspekten auditiver Fertigkeiten steht Fiona auf einem Niveau, das über ihrem allgemeinen Entwicklungsniveau liegt.

Körperbewußtsein: In diesem Bereich hat Fiona gute Fertigkeiten; ihre Koordination ist gut.

Nahsinne: Fiona liebt es, an Menschen und an Nahrungsmitteln zu riechen; sie zeigt ein normales Empfinden für Hitze, Kälte, Schmerz usw.

Nichtspachliche symbolische Funktion

Wie bereits erwähnt, spielt Fiona symbolisch; sie kann veranlaßt werden, an den Spielen anderer Kinder teilzunehmen. Sie ist, wenn auch nur in begrenzter Weise, zu Rollenspielen fähig; ihre Mutter hat beschrieben, wie sie mit einem Spielzeugmikrofon umgeht. Bei all ihren Spieltätigkeiten ist sie aber nicht in der Lage, über ein bestimmtes Niveau hinaus sich weiterzuentwikkeln.

Begriffsbildung
Obwohl Fiona Objekte nach verschiedenen Kriterien einander zuordnen kann, ist ihre Klassifikationsfähigkeit auf die Farbe beschränkt. Ihre sprachlichen Begriffe sind begrenzt und nicht altersgemäß.

Sequenzbildung und rhythmische Fähigkeiten
Visuell: In diesem Bereich besitzt sie keine besonderen Fähigkeiten.

Auditiv: Fiona kann gut tanzen, komplexe rhythmische Sequenzen in der Musik erfassen und sie richtig durch Klatschen wiedergeben.

Sprechen und Sprache
Sprachverständnis: In diesem Bereich hat Fiona beträchtliche Schwierigkeiten, die bei der diagnostischen Untersuchung sehr deutlich sichtbar wurden.

In alltäglichen Situationen kann sie auf Sprache gut reagieren, vorausgesetzt, Sprache und Kontext, die als Anstoß und Orientierung dienen, sind ihr bekannt. Wenn aber falsche Hilfen geboten werden, bricht das Verständnis zusammen, und es ist nicht möglich, eine Unterhaltung mit ihr zu führen. Sie ist nicht in der Lage, semantische Informationen zu benutzen. In begrenztem Maße zeigt sie einen Sinn für Humor.

Sprachliche Ausdrucksfähigkeit: Sie hat eine bemerkenswerte Fähigkeit, die Sprache anderer zu reproduzieren und zu imitieren. Sie redet ständig mit sich selbst, und man kann hören, von wem ihre Äußerungen stammen. Wenn die passenden Hilfen vom Zuhörer geliefert werden, kann sie ihre Echolalie zur Kommunikation benutzen, und diese Fähigkeit verbessert ihre Teilnahme am sozialen Leben beträchtlich und führt, wie schon erwähnt, zu einer Überschätzung ihrer Fähigkeiten. Wenn man eine Unterhaltung versucht, die über die Grenzen ihres Interesses oder ihrer unmittelbaren Erfahrung hinausgeht, dann zieht sie sich schnell auf stereotype Wiederholungen zurück, und es wird deutlich, daß sie unfähig ist, eine normale Unterhaltung zu führen. Im allgemeinen reagiert sie sprachlich bereitwillig, aber der Inhalt ihrer Äußerungen, obwohl linguistisch korrekt, paßt oft nicht zu der Situation. Es ist bemerkenswert, daß sie die Sprache grammatisch manipulieren kann, unabhängig davon, ob ihre Äußerungen sinnvoll sind oder nicht. Ihre Artikulation und Stimmführung sind sehr weit entwickelt; auch dadurch steigen die Erwartungen an ihre Fähigkeiten, und es entsteht ein sehr irreführender Eindruck.

Schulische Leistungen

Obwohl sie zu »schreiben« versucht, macht sie bei der Aneignung des Lesens und Schreibens und der numerischen Fähigkeiten wenig Fortschritte.

Ergebnisse der Untersuchung		
Lebensalter	**Sprachverständnis**	**Sprachproduktion**
Reynell Developmental Language Scales – 26.11.87		
5 Jahre 6 Monate	2 Jahre 9 Monate	2 Jahre 7/8 Monate
Derbyshire Language Scheme – 24.9.87		
5 Jahre 4 Monate	2/3 der informationstragenden Wörter	
Schedule of Handicaps Behaviour and Skills (Wing MCR) – July 1987		
5 Jahre 2 Monate		

Das Entwicklungsprofil zeigt, daß Fionas Leistungsniveau in Bereichen außerhalb der Selbstversorgung und der grobmotorischen Fähigkeiten sehr deutlich unterhalb ihres Lebensalters liegt.

Sheridan – November 1987	
Lebensalter:	5 Jahre 6 Monate
Körperhaltung und Grobmotorik:	4 Jahre 6 Monate
Feinmotorik:	3 Jahre
Hören und Sprechen:	2 Jahre 9 Monate
Soziales Verhalten und Spiel:	2 Jahre 9 Monate

Im ganzen steht sie auf dem Niveau der Zweieinhalb- bis Dreijährigkeit, abgesehen von der Grobmotorik.

Diagnose
Aus dem Spektrum der Lern- und Verhaltensschwierigkeiten, das Fiona zeigt, ergibt sich, daß »Autismus« der passende Rahmen ist, innerhalb dessen diese Probleme betrachtet werden können – tatsächlich kommt die ungleiche Struktur ihres Entwicklungsprofils und ihrer Entwicklungsgeschichte bei autistischen Kindern oft vor. Obwohl sie keineswegs ein klassischer »Kanner-Typ« ist, sind Fionas autistische Züge – möglicherweise in Verbindung mit metabolischen Faktoren – eine bekannte Erscheinung innerhalb des autistischen Kontinuums. Es lohnt sich, darauf hinzuweisen, daß ihre anfänglich starke Reaktion auf die Verabreichung von Zink in ähnlicher Weise auch bei anderen Kindern vorkommt, die mit verschiedenen Medikamenten – einschließlich Fenfluramin sowie Vitamin B6 – und einer Mega-Vitamintherapie behandelt wurden.

Im Lauf der Jahre haben Fionas Eltern eine Reihe von Ärzten aufgesucht, um eine Erklärung, wenn nicht sogar ein Heilmittel für Fionas Schwierigkeiten zu bekommen. Das ist ihnen nicht gelungen, wobei es sehr erstaunlich war, daß dann, als 1986 Dr. X die Diagnose stellte, sie den Eltern nicht mitgeteilt wurde. Schließlich war es die Schule, die den Eltern erklärte, daß Fionas Schwierigkeiten autistischer Natur wären, und die ihnen das Konzept des autistischen Kontinuums erläuterte.

Obwohl die Eltern zu jener Zeit sehr aufgebracht und durch die Diagnose verwirrt waren, weil sie glaubten, daß Fiona einfach eine Sprachstörung hätte, haben sie sich inzwischen beruhigt und verstehen besser, welche Konsequenzen Fionas Defizite und Schwierigkeiten haben.

Nachuntersuchung
Seit dieser Bericht geschrieben wurde, hat es in Fionas Verhalten ein Auf und Ab gegeben; sie ist ein Kind geblieben, das zu Hause große Erziehungsschwierigkeiten macht. Aber im ganzen hat sie sich stetig weiterentwickelt. Kurz nachdem der Bericht geschrieben wurde, als Fiona über 6 Jahre alt war, wurde schließlich in der Kinderabteilung eines anderen Lehrkrankenhauses eine geneti-

sche Abnormität gefunden, die ebenso häufig mit Autismus wie mit geistiger Behinderung verbunden ist. Sie bestand von Geburt an, war aber unbemerkt beblieben. Wegen dieser Anomalie kann die Wirksamkeit von Zink oder anderen Zusätzen nicht beurteilt werden. Fionas körperlicher Zustand verbesserte sich dramatisch, nachdem ein vernünftiges Ernährungsprogramm in der Schule eingeführt worden war. Auch ihre Erscheinung änderte sich außerordentlich. Sie ist heute ein robustes Kind. Nach einem Jahr hatte sich auch ihr Sprachverständnis verbessert, und zwar mehr, als man es aufgrund der Reifeprozesse hätte erwarten können. Obwohl bei einer formalen Diagnose das Niveau ihrer expressiven Sprache nicht weit über das Niveau des Sprachverständnisses hinausging, war die Sprache, die sie selbst benutzte, um über Themen zu sprechen, an denen sie interessiert war, beträchtlich besser geworden. Ihre Fähigkeit im Gebrauch der gesprochenen Sprache ist tatsächlich sehr bemerkenswert und kann als eine »Fähigkeitsinsel« angesehen werden. Ihre Fähigkeit, Sprache zur wechselseitigen Kommunikation zu verwenden, wenn sie selbst nicht das Thema bestimmt hat, bleibt aber extrem begrenzt.

Jetzt, im Alter von 8 Jahren, hat Fiona bemerkenswerte Fortschritte in schulischen Fähigkeiten gemacht; allerdings hat sie auch große Schwierigkeiten, besonders in Bereichen der Entwicklung, die mit dem Erwerb des Zahlbegriffs zusammenhängen. Fiona kann am Spiel anderer Kinder teilnehmen und innerhalb der Grenzen ihrer sozialen Fähigkeiten vom Kontakt mit anderen Kindern sehr profitieren, obwohl sie in einer Regelschule bisher noch nicht in der Lage wäre, die Anforderungen zu erfüllen. Ihre Fähigkeiten zur Kommunikation sind völlig widersprüchlich. Auf der einen Seite ist sie ein ausgezeichneter Gesprächspartner; ihre Körpersprache ist normal, und sie nimmt am Sprachunterricht in der Gruppe mit großem Vergnügen teil – wobei sie sowohl am Hören wie am Sprechen Freude hat. Aber ihre Fähigkeit, Sprache kreativ zu verwenden, bleibt begrenzt. Sie hat einen großen Wortschatz und kann manchmal das absolut Richtige sagen, oft mit passendem Humor. Aber ihre grundlegenden Schwierigkeiten bleiben bestehen, trotz ihrer lebhaften Persönlichkeit, und sie beeinträchtigen ihre Teilnahme und ihr Interesse an der Umwelt.

Es ist aufgrund dieser Beobachtungen offenkundig, daß Fionas

Autismus zurückgegangen ist, womit nicht gesagt sein soll, daß ihre Schwierigkeiten überwunden sind; aber ihr Beispiel zeigt, wie gut sich autistische Kinder entwickeln und wieviel Freude sie machen können.

Eine Fallgeschichte, erzählt von einer Mutter

Dieser präzise Bericht, geschrieben von der Mutter eines kleinen autistischen Kindes, beschreibt anschaulich ihre Erfahrungen, als sie darum kämpfte, herauszufinden, worin das Problem bestand und wie sie ihrem Sohn helfen könne. Es sind an dem Text einige sehr kleine Änderungen vorgenommen, Namen und Orte geändert worden; der Text ist aber im Prinzip so geblieben, wie die Verfasserin ihn geschrieben hat. Wir sind dieser Mutter dankbar für die Erlaubnis, ihre Geschichte wiederzugeben.

»Sie haben mich um einen Bericht über Scotts erste 5 Lebensjahre gebeten, die er am 10. April 1990 vollendet. Ich will diesen Bericht ganz aufrichtig schreiben und so nahe und genau an den Realitäten ausgerichtet, wie ich es kann. Ich beginne mit dem Alter von 0–6 Monaten, komme dann zu 6–12 Monaten, zu 12–24 Monaten usw.

Ich beginne mit 0–6 Monaten. Scott wurde am 10. April 1985 geboren. Von der Zeit an, als ich den Geburtstermin ausrechnen konnte, fühlte ich mich wirklich wohl; seine Geburt verlief normal, ohne Hilfe von Medikamenten; er wog 7 Pfund 60 Gramm und war gesund. Auch mir ging es gut. Er war ein wirklich braves Baby; man hätte ihn einen Engel nennen können, weil er ein so ruhiges Baby war. Er schlief, wurde genährt, schlief wieder und wurde wieder genährt. Dies ging so weiter, bis er 6 Monate alt war und nicht mehr so viel Schlaf brauchte. Mit etwa 6–7 Monaten saß er stundenlang in seinem Babybettchen, schaute nichts wirklich an und zeigte für nichts ein besonderes Interesse. Als er etwa 11–12 Monate war, bestand alles, was er gewöhnlich tat, darin, viel zu schreien. Er nahm von der ganzen Außenwelt keine große Notiz, und als Mutter dachte ich, er würde mich nicht besonders mögen. Er war sehr reserviert und distanziert, und was mir in dieser Zeit am meisten auffiel, war eine unglaubliche Angst. Es war schrecklich. Er zeigte sie bei jedem Menschen und bei allen Dingen, speziell bei mir, vielleicht, weil ich den ganzen Tag bei ihm und seine Rettungsleine war. Wenn er enttäuscht war, ließ er es an mir aus.

Etwa 12–24 Monate. Er begann mit 17 Monaten zu gehen, aber er wagte nicht so viel, wie es ein anderes Baby tun würde, das anfängt zu gehen. Er lief nach einem starren Schema umher. Ich meine damit, er ging vom Vorderzimmer in ein Schlafzimmer, dann in das andere Schlafzimmer, dann in das Badezimmer, dann in die Toilette und dann in die Küche. Stundenlang tat er nichts anderes, als in die Räume hinein- und wieder herauszulaufen. Wenn man ihn davon abbringen wollte, wurde sein Verhalten geradezu verrückt. Er schrie so fürchterlich, daß es sich anhörte, als versuche jemand, ihn umzubringen. Ich versuchte, gemeinsam mit ihm mit Spielzeug, Büchern usw. zu spielen, aber er tat überhaupt nichts mit mir. Die Autos, Spielzeuge, Flaschen warf er einfach weg. Er schaute weder mich noch irgend jemand anderen an; Blickkontakt stellte er überhaupt nicht her.

24 Monate bis 3 Jahre. Dies würde ich als seine schlechteste Zeit bezeichnen. Ich konnte ihn nirgendwohin mitnehmen; ich wurde selbst ein Gefangener in meiner eigenen Wohnung. In diesem Stadium war er so schlimm, daß ich dachte, er sei ein bißchen verrückt, und ich mußte feststellen, daß es mit ihm überhaupt nicht besser wurde, und daß er über keinerlei Sprache verfügte. Viele Außenstehende waren mehr über seine Sprache besorgt und dachten, wenn seine Sprache besser würde, dann würde sich auch sein Verhalten bessern. Aber als Mutter, die mit Scott 24 Stunden pro Tag zusammen lebte, wußte ich, daß es um mehr ging als um Sprach- und Verhaltensprobleme.

So hörte ich etwas vom Autismus. Ich las viele Bücher und hatte einige Programme gesehen, aber was ich gelesen und gesehen hatte und die Leute, die ich gesehen und über die ich gelesen hatte, das waren so schwere Probleme, daß ich dachte, Scott könne nicht autistisch sein, weil er nicht so schlimm sei. Aber in meinem Herzen dachte ich schon immer, nun gut, dann mag er eben ein bißchen autistisch sein. Aber die Leute erklärten einfach, das könne es nicht sein. So schob ich diesen Gedanken von mir weg und versuchte zurechtzukommen, so gut ich konnte.

In diesem Stadium zerstörte Scott allles, was er in die Hände bekam. Er hörte auf nichts und auf niemanden. Manchmal saß er stundenlang still, sah auf den Teppich, aber sah nicht wirklich darauf. Er schien in einen Trancezustand zu geraten, und wenn man versuchte, ihn aus dieser Trance herauszuholen, schlug, biß, schrie er, warf mit Gegenständen und wurde ganz verrückt. Man mußte ihn tatsächlich in gewissem Ausmaß seine eigenen Wege gehen und seine eigenen Dinge tun lassen. Auf diese Weise konnte ich mehr Ruhe finden, um mein Leben weiterzuführen. Er war wie ein einsamer Fremdling in seiner eigenen Welt, der nicht gestört werden wollte.

Mit 3 Jahren und 6 Monaten, als er in den Kindergarten kam, war es schrecklich. Die Lehrer hatten eine schreckliche Zeit durchzustehen. Sie wußten nicht, wo sie anfangen sollten. Er tat nichts, was ihm gesagt wurde. Sie fragten mehrmals, ob er richtig hören könne. Er ging nicht zu den anderen Kindern oder er konnte es nicht! Niemand verstand, was er sagte, weil er nur Laute von sich gab und überhaupt nicht sprechen konnte. Ich konnte Scott besser verstehen, weil ich mit ihm den ganzen Tag zusammen war und seine Sprache kannte. Ich konnte auch seine Gefühle spüren – das klingt verrückt, aber ich konnte seine Bedürfnisse spüren und meist verstehen, was er wollte und was nicht.

Im Kindergarten blieb sein Verhalten unverändert, er war destruktiv, hatte Wutanfälle, schrie und weinte. Er wollte bei keiner Geschichte zuhören. Er wollte tun, was er wollte und wann er wollte. Die Erzieherinnen taten ihr Bestes, aber auch sie waren mit Scott überfordert, und sie waren auf der Verliererseite, weil sie nicht wußten, wie sie ihn behandeln sollten. So taten sie das Beste, was sie tun konnten, indem sie ihn davon abhielten, sich selbst oder andere zu verletzen, und sie versuchten, ihn dahin zu bringen, am gemeinsamen Leben teilzunehmen. Sie waren brillant und haben es sehr gut mit ihm gemacht.

3;0–4;6 Jahre. Mit 3 Jahren und 6 Monaten war es mit Scott immer noch schlimm, aber er war jetzt in der Lage, sitzen zu bleiben und mehr zu tun. Zum Beispiel sah er sich etwa zwei Stunden lang Videofilme an, aber er erlaubte es nicht, daß jemand sich neben ihn setzte, ihn berührte, küßte oder knuddelte. Er haßte alle körperlichen Emotionen. Aber von etwa 4 Jahren und 6 Monaten an besserte er sich sehr. Ich konnte ihn dahin bringen, sitzen zu bleiben, küßte, liebkoste, berührte ihn, weinte und faßte ihn an, bis er reagierte. Das war eine große Hilfe, aber zuerst war es sehr schlimm; er schien verrückt zu werden, wirklich verrückt. Es tat mir weh, Scott so leiden zu sehen, aber ich hatte keine Wahl, was konnte ich sonst tun? Ich hatte einen Sohn, der Hilfe brauchte, und ich war der einzige Mensch, der ihm helfen wollte oder konnte.

Auch zu Hause brauchte er nur etwa 6 Stunden Schlaf. Er ging immer um 8 Uhr abends ins Bett, wachte dann am Morgen zwischen 2 und 3 Uhr auf und ging gleich daran, alles zu zerstören. Er riß Tapeten von den Wänden, warf alles von den Küchenregalen herunter, goß Milch über den ganzen Boden aus, überflutete das Badezimmer. Eines Tages fand er Farbe, schüttete sie über den Teppich im Flur und über alle Wände im Badezimmer. Nach meiner Meinung war er immer noch autistisch und hatte außerdem schwere Frustrationen wegen der Sprache und ebenso schwere Ängste.

Ich hoffe, Sie haben jetzt hiermit ein allgemeines Bild von Scotts Verhalten und Sprache. Deshalb will ich mit meinen Sorgen wegen seiner Schulbildung fortfahren. Ich bin wirklich in großer Sorge um sein Verständnis. Er versteht von sich aus gar nichts, er muß alles erst lernen. Wenn man zum Beispiel zu ihm sagt: »Wie alt bist du?«, »Wo lebst du?«, kann er nicht antworten, weil er es nicht versteht. Er hat keinen Zahlbegriff. Besser, er hat von nichts einen wirklichen Begriff. Ich habe in ihn hineingepreßt, was ich konnte, und seine Fotschritte in den letzten acht Monaten sind bemerkenswert. Vor 8 Monaten konnte er überhaupt nichts tun. Er konnte nicht sprechen. Er besaß überhaupt kein Verständnis. Also dachte ich, gut, wenn ich nicht helfe, wird es niemand tun. So kaufte ich Bücher und Spielzeug und setzte mich mit ihm hin und arbeitete sehr hart, um ihn dahin zu bringen, zuzuhören, zu spielen, und ich las ihm vor und redete mit ihm. Ich gab ihm überhaupt nicht mehr nach. Ich erfüllte keine seiner sonderbaren Forderungen. Ich ließ ihn schreien, weinen, in Wutanfälle geraten, nach mir schlagen. Es dauerte Monate, bevor irgendein Fortschritt zu sehen war. Aber ihm wurde klar, daß ich nicht nachgeben würde, und so, nach einem sehr schweren Willenskampf, gewann ich schließlich, und er stellte sein Schreien und Weinen nach und nach ein und fing an, allmählich auf mich zu hören. Und weil er so weit zurückgeblieben war, war noch einmal viel Geduld nötig, ihn zu unterrichten.

Ich begann mit Worten wie »Katze«, »Hund« usw. und »A, B, C, D, E« usw., und dann redete ich zu ihm, indem ich zum Beispiel sagte: »Guck, wie das Wasser aus dem Hahn kommt« und dann fortfuhr: »Wir waschen uns, um sauber zu werden, denn wenn man schmutzig ist, sieht man komisch aus.« Ich versuchte alles zu erklären, und deshalb fing er an, mehr am Leben teilzunehmen. Wenn zum Beispiel eine Katze miaute, sagte ich zu ihm, auch wenn er nicht interessiert war: »Scott, hör' diese Katze, sie schreit, weil sie etwas zu essen will«. Ich sagte dies etwa zwölfmal, bevor er es aufnehmen konnte oder wenigstens interessiert war. Ich hörte nie auf zu sprechen oder zu singen oder etwas zu tun, wie er es gern gehabt hätte. Ich versuchte immer, fröhlich zu sein, und dachte, so wird er es gerne haben, mich fröhlich zu sehen. Wenn er an irgend etwas Interesse zeigte, ließ ich es ihn ansehen, anhören und sich damit beschäftigen, so wie es ihm gefiel.

Seitdem schloß sich Scott sehr eng an mich an. Es war wie ein Wunder, daß er mir seine Liebe zeigte und mich immerzu in den Arm nahm. Ich war so glücklich darüber. Er wollte jetzt alle Leute küssen und zeigte eine große Zuneigung zu anderen Kindern. Er liebte seine Lehrer in der Schule, die er nun fast zwei Jahre lang kannte, und er liebte seine Brüder. Er hat zwei Brüder. Steve liebt er sehr. Steve wird im September 11 Jahre, und er hat Scott immer als normal behandelt und ihn beschützt. Steve ist manchmal von Scott sehr enttäuscht, aber wie soll man einem 11jährigen Scotts geistigen Zustand erklären? Er sieht Scott als normal an, und damit ist es gut. Scott hat noch einen kleinen Bruder namens Paul, den er bewundert, aber er liebt es nicht, wenn Paul ihn berührt, ihn küßt und in den Arm nimmt.

Scott hat eine Cousine, Marie. Bis er etwa 3 Jahre alt war, haßte er sie. Jetzt spielt er mit ihr mehr als mit seinen Brüdern oder den Kindern in der Schule. Er teilt das meiste mit ihr, aber es gibt Zeiten, in denen er mit niemandem sprechen oder spielen und niemanden küssen will. Auch wenn er das einmal nicht möchte, bleibt der einzige Mensch, den er zu jeder Zeit lieben und beschützen will, ich selbst, seine Mutter.

Scott, so wie er heute ist. Er hat sich so sehr verändert, daß man glauben kann, er ist seit einem Jahr ein neuer Junge. Er kann jetzt zu mir in kleinen Sätzen sprechen. Er kann auch Blickkontakt herstellen. Er kann Ärger, Furcht, Liebe, Freundlichkeit ausdrükken. Er kann fast jedes Gefühl wie ein normales Kind ausdrücken. Aber meine größte Sorge ist sein Verständnis. Er kann nur verstehen, was ich ihm beigebracht habe. Sein Geist ist fast so wie ein Videorecorder, er erinnert sich nur an die Eingaben, die er gelernt hat, und darüber hinaus weiß oder versteht er nichts. Er weiß nicht, warum wir essen, trinken, lachen und schlafen. Er hat keinen Begriff vom Geld. Er weiß nicht, warum wir für alles in den Geschäften bezahlen müssen, warum seine Brüder ein unterschiedliches Alter haben oder warum sein kleiner Bruder noch nicht sprechen kann und warum sein kleiner Bruder ihn nicht versteht, wenn er zu ihm spricht oder etwas von ihm verlangt. Scott wird immer noch sehr aggressiv und hat Wutanfälle. Er will nicht zuhören und nicht versuchen, Lieder und Geschichten zu lernen, es sei denn, es ist etwas, was ihn interessiert, und dann hängt alles noch davon ab, in welcher Stimmung er ist.

Scott ist jetzt sehr liebevoll. Aber ich habe in den letzten Wochen gemerkt, daß er nur zu denjenigen Leuten sehr liebevoll und freundlich ist, die ihm nachgeben. Ich finde das ziemlich ärgerlich, weil er über Leute, die ihn nicht seinen Weg gehen lassen, zu mir oder zur betroffenen Person einfach sagt: »Scott ist nicht euer Freund«. Er ist zu ihnen ziemlich aggressiv. Ich bin die einzige Person, die sehr streng und unnachgiebig mit ihm umgeht und die er trotzdem sehr liebt, obwohl es ihn sehr verletzt. Und manchmal, wenn ich sehr energisch war, erschüttert ihn dies so sehr, daß er sehr depressiv wird. Es ist sehr schwer, mit Scotts Persönlichkeit umzugehen. Er möchte die ganze Zeit meine Aufmerksamkeit und will immer im Zentrum stehen. Gegenwärtig verlangt er besonders viel, was daran liegen mag, daß sein kleiner Bruder Paul, der jetzt älter wird, viel mehr von meiner Zeit beansprucht. Es ist schwer, darüber zu urteilen.

Seit ich mit diesen Aufzeichnungen begonnen habe, hat sich Scotts Sprache und Verständnis sehr verbessert, und ich bin darüber sehr überrascht.

Meine Hauptsorge ist, daß er nicht soweit entwickelt ist, daß er eine Regelschule besuchen kann. Er versteht dafür nicht genug, und er spricht auch nicht gut genug. Er kann sich selbst nicht richtig anziehen. Er kann nicht selbständig essen (oder ist es möglich, daß er nur zu faul ist?). Ich füttere ihn zu Hause, weil er, wenn ich es nicht tue, nicht essen will, und dann gibt es einen

Kampf, denn er hat einen sonderbaren Appetit. Er ißt kaum etwas. Er kann oder will sich nicht selbst waschen. Ich wasche ihn noch. Ich tue fast alles für ihn, und deshalb bin ich in Sorge darüber, was geschehen wird, wenn er zur Schule geht. Er wird nicht fähig sein, in einem Klassenzimmer voller Kinder zu sitzen, denn er wird von dem, was gesagt wird, kaum etwas verstehen. Er versteht heute viel mehr, aber mit großer Schwierigkeit. Wenn ich ihn zum Beispiel morgens wasche und den Stöpsel herausziehe, sagt er: »Mama, wo geht das Wasser hin?«, sage ich: »In den Kanal, denn es ist schmutziges Wasser«. Er sagt dann: »Warum ist es schmutzig?« und ich sage: »Weil deine Hände und Füße schmutzig waren, haben wir sie mit Wasser gewaschen. Deshalb ist das Wasser schmutzig«. »Warum ist es schmutziges Wasser?« usw. usw. Das kann so 10 – 15 Minuten weitergehen, bis er davon genug hat, aber in Wirklichkeit hat er es immer noch nicht verstanden, er hat nur genug davon und geht weg.

Aber, um zum Ende zu kommen, Scott ist sehr schlau und sogar geschickt und weiß eine Menge mehr, als er zu erkennen gibt. Ich weiß nicht, warum das so ist, vielleicht liegt es an seiner Persönlichkeit. Er versteckt seine Fähigkeiten in gewissem Ausmaß, aber ich komme trotzdem zu dem Ergebnis, daß er für die Regelschule nicht klug genug ist. Alles, was ich weiß, ist, daß in den meisten Bereichen, die besondere Aufmerksamkeit verdienen, etwas nicht in Ordnung ist.«

Scotts Mutter erhielt während der Vorschuljahre ihres Sohnes unglücklicherweise beschämend wenig Hilfe und Unterstützung. Erst als er 5 Jahre alt war, wurde die richtige Diagnose gestellt und eine angemessene Beschulung angeboten.

Scott besucht jetzt eine spezielle Abteilung für Kinder mit autistischen Merkmalen. Er ist sehr zufrieden und macht gute Fortschritte.

2. Nützliche Adressen

Kontaktadressen

Heime für autistische Erwachsene
Adressen von Heimen und ihren Trägern

Pflege- und Lebensgemeinschaft Gemeinnützige und mildtätige GmbH
Werderstraße 72, 42329 Wuppertal, Tel.: 0202/278370
3 Wohnhäuser incl. Therapiegebäude
38 vollstationäre und 5 teilstationäre Plätze
Aufnahmealter: ab 18 Jahren
Gesellschafter: Hilfe für das autistische Kind RV-Düsseldorf-Bergischer Kreis und Kölner Gründerkreis für Dorf- und Wohngemeinschaften

Bremer Projekt Hof Meyerwiede
Lebensgemeinschaft für autistische Menschen
Grinden 21, 27299 Langwedel-Etelsen, Tel.: 04235/8484
Landwirtschaft, Tischlerei-/Weberwerkstätten
11 Plätze. Aufnahmealter: 18 Jahre
Träger: Hilfe für das autistische Kind, Regionalverband Bremen, e.V. (Adresse siehe unter Anschriften von Regionalverbänden)

Weidenhof
Seerau 2, 29456 Hitzacker, Tel.: 05862/8616
Ergotherapeutische Werkstätte, Tischlerei, Weberei, Haushalt, Garten
14 Plätze. Aufnahmealter: ab 18 Jahren
Viermal jährlich feste Besuchstage für Einzelpersonen und Gruppen
Träger: »Stiftung Irene«, Jungfernstieg 7, III, 20354 Hamburg

Wohngruppe Lunden
Therapeutische Wohngruppe für autistische Erwachsene
Nordbahnhofstr. 11, 25774 Lunden, Tel.: 04882/5762
Therapeutische Leitung: Dipl.-Psych. Horst Docter
7 Bewohner. Aufnahmealter: ab 18 Jahren
Angeboten werden sensomotorische und werktherapeutische Förderung.

»zuhause« Lebensgemeinschaft autistischer Menschen e. V.
Dieser Verein hat sich die Aufgabe gestellt, Einrichtungen zu schaffen, die autistischen Erwachsenen ein Zuhause geben.
Vorsitzende: Lieselotte Knoerich
Geschäftsstelle: Heinz Schöneberg, Haydnstraße 32, 45739 Oer-Erkenschwick, Tel.: 02368/2919

Wohnheim Zuhause (»Haus Bucken«)
Lebensgemeinschaft für autistische Menschen
Nordrather Str. 41, 42553 Velbert, Tel.: 02053/7553
7 Plätze, geplante Erweiterung auf 12 Plätze. Es besteht eine Warteliste. Aufnahmealter: ab 18 Jahren
Vorsitzende des Betreibervereins: Dorothee Daun, Gillicher Str. 7, 42699 Solingen
Träger: siehe »zuhause« Lebensgemeinschaft autistischer Menschen e. V.

Autistenheim e. V., Verein zur Förderung von Wohn-, Bestreuungs- und Arbeitseinrichtungen für autistisch behinderte Erwachsene.
Mitglied im Diakonischen Werk der Ev. Landeskirche Kurhessen-Waldeck.
Aufgaben des Vereins: Mitarbeit bei der Einrichtung von Wohnstätten und sonstigen Einrichtungen für autistisch behinderte Erwachsene
Eine Einrichtung wird nicht vor 1995 eröffnet. Es können dann nur Bewohner aus Hessen aufgenommen werden.
1. Vorsitzender: Walter Wagner, Am Mühlenberg 32, 37235 Hess. Lichenau

Wohngruppen für autistische Menschen

Wohngruppe Hannover
Grünaustr. 15, 30455 Hannover, Tel.: 0511/497595

Wohngruppe Celle
Alte Dorfstr. 1, 29227 Celle, Tel.: 05141/882859
Jede Wohngruppe hat 7 Plätze. Aufnahmealter: 18 Jahre
Die Bewohner gehen tagsüber einer Beschäftigung außerhalb der Wohngruppen nach, z. B. Werkstatt für Behinderte, oder werden teilstationär, z. B. in Fördergruppen, betreut.
Träger: Gemeinnützige Gesellschaft zur Förderung Körperbehinderter mbH, Herrenhäuser Kirchweg 14, 30167 Hannover,
Tel.: 0511/7083851
Verein zur Förderung autistischer Kinder e. V. Hannover ist Gesellschafter

Anschriften der Regionalverbände

Baden-Württemberg

Hilfe für das autistische Kind, *RV Nordbaden-Pfalz e. V.*
Vorsitzende: Helga Winzig
Geschäftsstelle: Wachenheimer Str. 26, 67127 Rödersheim-Gronau,
Tel.: 06231/2983 o. 2850

Verein zur Förderung von autistisch Behinderten e.V., *RV Stuttgart*
Vorsitzende: Dr. Vera Antons
Geschäftsstelle: Abraham-Wolf-Str. 30, 70597 Stuttgart,
Tel.: 0711/766401

Hilfe für das autistische Kind, *RV Südbaden e. V.*
Vorsitzender: Markus Bitsch
Brandenburger Str. 20, 79211 Denzlingen, Tel.: 07666/7749

Bayern

Hilfe für das autistische Kind, *RV München e. V.*
Vorsitzende: Dr. Nicosia Nieß
Ostpreußenstr. 9c, 85386 Eching, Tel.: 089/3193852

Hilfe für das autistische Kind, *RV Mittelfranken e. V.*
Vorsitzender: Wilhelm Arenz
Hochstr. 12, 90766 Fürth, Tel.: 0911/732885

Berlin

Hilfe für das autistische Kind, *RV Berlin e. V.*
Vorsitzende: Theresia Brandenburg
Geschäftsstelle: Güntzelstr. 17/18, 10717 Berlin, Tel.: 030/8619031

Bremen

Hilfe für das autistische Kind, *RV Bremen e. V.*
Vorsitzender: Hermann Cordes
Bütower Str. 19, 28717 Bremen, Tel.: 0421/631687

Hamburg

Verein zur Förderung autistischer Kinder e.V., *RV Hamburg*
Vorsitzende: Christa Trompke
Geschäftsstelle: Bebelallee 141, 22297 Hamburg, Tel.: 040/5116825

Hessen

Hilfe für das autistische Kind, *RV Kassel e. V.*
Vorsitzender: Reinhard Ritter
Simmershäuser Str. 101a, 34125 Kassel, Tel.: 0561/814242

Hilfe für das autistische Kind, *RV Rhein-Main e. V.*
Vorsitzende: Irmtraud Wendeler
Geschäftsstelle: Alt Rödelheim 13, 60489 Frankfurt,
Tel.: 069/7894661

Niedersachsen

Verein zur Förderung autistischer Kinder e. V., *RV Hannover*
Vorsitzende: Adelheid Moritz
Geschäftsstelle: Bemeroder Str. 8 30559 Hannover, Tel.: 0511/520701

Hilfe für das autistische Kind, *RV Göttingen e. V.*
Vorsitzende: Renate Zeuner
Kampweg 3, 37133 Friedland, Tel.: 05504/402

Hilfe für das autistische Kind, *RV Weser-Ems e. V.*
Vorsitzender: Franz Denker
Akeleiweg 20, 49716 Meppen, Tel.: 05931/13660 o. 2472 (vorm.)

Nordrhein-Westfalen

Hilfe für das autistische Kind, *RV Düsseldorf-Bergischer Kreis e. V.*
Vorsitzender: Eberhard Hennecke
geschäftsstelle: Laubachstr. 17, 40625 Düsseldorf, Tel.: 0211/287185

Hilfe für das autistische Kind, *RV Linker Niederrhein e. V.*
Geschäftsstelle: Burgring 57, 47906 Kempen, Tel.: 02152/2640
außerhalb der Geschäftszeiten: Tel.: 02162/7671

Hilfe für das autistische Kind, *RV Mülheim a. d. Ruhr-Duisburg e. V.*
Vorsitzender: Eugen Wepil
Geschäftsstelle: Mellinghofer Str. 328, 45475 Mülheim a. d. Ruhr,
Tel.: 0208/755533 o. 02041/28266

Hilfe für das autistische Kind, *RV Westliches Ruhrgebiet e. V.*
Geschäftsstelle: Förenkamp 27, 46238 Bottrop, Tel.: 02041/32353

Hilfe für das autistische Kind, *RV Münster und Münsterland e. V.*
Vorsitzende: Brunhilde Urbaniak
Gutenbergstr. 4, 48145 Münster, Tel.: 0251/34573

Hilfe für das autistische Kind, *RV Dortmund und Umgebung e. V.*
Vorsitzender: Eckard Wünsch
Provinzialstr. 341a, 44388 Dortmund, Tel.: 0231/697282 o.
02131/715424

Hilfe für das autistische Kind, *RV Ostwestfalen-Lippe e. V.*
Vorsitzende: Gisela Schulze
Geschäftsstelle: Bleichstr. 185, 33607 Bielefeld, Tel.: 0521/322011

Hilfe für das autistische Kind, *RV Köln/Bonn e. V.*
Vorsitzende: Annette Brockmann
Geschäftsstelle: Boltensternstr. 16, Haus P 7a, 50735 Köln,
Tel.: 0221/767072

Rheinland-Pfalz

Hilfe für das autistische Kind, *RV Trier e. V.*
Vorsitzender: Joachim Schad
Im Leiengarten 16, 54320 Waldrach, Tel.: 06500/8262

Hilfe für das autistische Kind, *RV Nordbaden-Pfalz e. V.*
Vorsitzende: Helga Winzig
Geschäftsstelle: Wachenheimer Str. 26, 67127 Rödersheim-Gronau,
Tel.: 06231/2983 o. 2850

Hilfe für das autistische Kind, *RV Rhein-Nahe e. V.*
Vorsitzender: Berthold Schmidt
Geschäftsstelle: Brigitte Müller-Göttges, Dienheimer Berg 50,
55545 Bad Kreuznach, Tel.: 0671/34622

Sachsen

Hilfe für das autistische Kind, Vereinigung zur Förderung autistischer
Menschen, *RV Chemnitz*
Vorsitzender: Dieter Berndt
Paracelsusstr. 3d, 09114 Chemnitz, Tel.: 0371/365264

Hilfe für das autistische Kind, *RV Dresden e. V.*
Vorsitzender: Andreas Boeltzig
Eugen-Hoffmann-Str. 1, 01219 Dresden, Tel.: 0351/2752028

Saarland

Hilfe für das autistische Kind, *RV Saar e. V.*
Vorsitzender: Gerhard Weber
Tulpenstr. 5, 66787 Wadgassen-Schaffhausen

Schleswig-Holstein

Hilfe für das autistische Kind, *RV Schleswig-Holstein e. V.*
Vorsitzende: Rita Forbrig
Großflecken 9, 24534 Neumünster, Tel.: 04321/46344

Thüringen

Hilfe für das autistische Kind, Vereinigung zur Förderung autistischer
Menschen, *RV Thüringen e. V.*
Vorsitzender: Frank Unruh
Waldsiedlung 15, 07639 Tautenhain, Tel.: 036601/22303

Einrichtungen von Regionalverbänden

Baden-Württemberg

Stuttgart
Therapie und Beratung für autistisch Behinderte
Haußmannstr. 4-6, 70188 Stuttgart, Tel.: 0711/2637-0

Heidelberg
Beratungs- und Therapiestelle des RV Hilfe für das autistische Kind Nordbaden Pfalz e.V.
Handschuhsheimer Landstr. 90, 69121 Heidelberg,
Tel.: 06221/480555

Berlin

Hilfe für das autistische Kind, RV Berlin e.V.
6 verschiedene Projekte, Auskunft über die Ambulanz d. Vereins
Sponholzstr. 26, 12159 Berlin, Tel.: 030/8529046

Bremen

Ambulanz des Bremer Projekts
Feuerkuhle 61, 28207 Bremen, Tel.: 0421/441588

Hamburg

Hamburger Autismus-Institut (Ambulanz)
Bebelallee 141, 22297 Hamburg, Tel.: 040/5116825

Hessen

Frankfurt
Autismus-Therapie-Institut (Ambulanz)
Westendstraße 2b, 60325 Langen, Tel.: 06103/24466

Kassel
Therapie-Institut für autistische Kinder
Herkulesstr. 111, 34119 Kassel-Wilh., Tel.: 0561/33430

Niedersachsen

Hannover
Therapiezentrum für autistische Kinder
(Tagesstätte, 5-Tage-Internat und Ambulanz)
Bemeroder Str. 8, 30559 Hannover, Tel.: 0511/520701

Meppen
Therapiezentrum für autistische Kinder und Jugendliche (Ambulanz)
Hüttenstr. 4a, 49716 Meppen, Tel.: 05931/2422

Osnabrück
Therapiezentrum für autistische Kinder und Jugendliche (Ambulanz)
Goethering 15, 49074 Osnabrück, Tel.: 0541/29889

Nordrhein-Westfalen

Bielefeld
Ambulanz, therapeutische Betreuung autistisch Behinderter
Bleichstr. 185, 33607 Bielefeld, Tel.: 0521/322011

Dortmund
Ambulanz für autistische Kinder
Stockumer Str. 222, 44225 Dortmund-Barop, Tel.: 0231/715424

Hilden
Therapiezentrum »Hilfe für das autistische Kind e.V.«
Am Rathaus 21, 40721 Hilden, Tel.: 02103/52878

Mülheim
Therapeutische Ambulanz
Mellinghofer Str. 328, 45475 Mühlheim a.d. Ruhr, Tel.: 0208/755533 und 02041/28266

Bottrop
Ambulanz und Beratungsstelle für autistische Kinder, Jugendliche und deren Eltern
Förenkamp 27, 46238 Bottrop, Tel.: 02041/32353

Kempen
Ambulanz für autistische Kinder
Burgring 57, 47906 Kempen, Tel.: 02152/2640

Köln
Therapeutische Ambulanz Hilfe für das autistische Kind
Boltensternstr. 16, Haus P7a, 50735 Köln, Tel.: 0221/767072

Rheinland-Pfalz

Rödersheim-Gronau
Beratungs- und Therapiestelle des RV Hilfe für das autistische Kind Nordbaden-Pfalz e.V.
Wachenheimer Str. 26, 67127 Rödersheim-Gronau, Tel.: 06231/2983 o. 2850

Saarland

Saarlouis
Therapieambulanz »Hilfe für das autistische Kind«
Hauptstr. 113, 66740 Saarlouis-Beaumarais, Tel.: 06831/68225

Schleswig-Holstein

Kiel
Ambulanz u. Beratungsstelle
Feldstr. 92, 24105 Kiel, Tel.: 0431//804893

Ambulante Einrichtungen

Weitere ambulante Einrichtungen, die von Regionalverbänden oder Mitgliedern initiiert wurden:

Ibbenbüren
DRK-Kreisverband: Ambulanz autistischer Kinder
Tecklenburger Land e.V.
Groner Allee 29, 49477 Ibbenbüren, Tel.: 05451/590226

Münster
DRK-Kreisverband Münster
Zumsandestr. 25, 48145 Münster, Tel.: 0251/30191

Nürnberg
»Stützpunkt«–Hilfe für junge autistische Menschen und Eltern
Familien-Ambulanz
Neumeyerstr. 45, 90411 Nürnberg, Tel.: 0911/522794, 522882

Bersenbrück
Ambulanz für autistische Menschen und deren Familien des Vereins
für Heilpädagogische Hilfe Bersenbrück e.V.
Otto-Hahn-Str. 10, 49593 Bersenbrück, Tel.: 05439/2070

Dresden
Ambulanz/Beratungsstelle für Menschen mit autistischer Behinderung
Am St. Marien-Krankenhaus Dresden, Tolkewitzer Str. 57,
01277 Dresden, Tel.: 0351//30565

Chemnitz
Therapieambulanz am sozialpädagogischen Zentrum
Weststr. 8, 09112 Chemnitz, Tel.: 0371/904869

Mannheim
Therapiezentrum für autistische Kinder, Jugendliche und Erwachsene
S6, 18 (Eingang in der Passage)
68161 Mannheim, Tel.: 0621/1565718
Träger: Arbeiterwohlfahrt Kreisverband Mannheim-Stadt e.V.
Murgstraße 3, 68167 Mannheim

Münster
Diagnostikambulanz des Instituts für Autismusforschung
Prof. Dr. H. E. Kehrer an der Psychiatrischen Klinik der Universität
Münster
Schmeddingstr. 50, 48149 Münster, Tel.: 0251/836654

3. Literatur

a) Verwendete und weiterführende Literatur[1]

Aarons, M. & Gittens, T. (1987). Is This Autism? Windsor: NFER-Nelson.

Aarons, M. & Gittens, T. (1990). What is the True Essence of Autism? Speech Therapy in Praxis, 5.8.

Aarons, M. & Gittens, T. (1991). Higashi or Home? Therapy Weekly, 17.31.

American Psychiatric Association (1989). Diagnostisches und Statistisches Manual Psychischer Störungen DSM III-R. Übersetzung der Revision der 3. Auflage des Diagnostic and Statistical Manual of Mental Disorders der American Psychiatric Association. Weinheim: Beltz

Association of Head Teachers of Autistic Children and Adults (1985). The Special Curricular Needs of Autistic Children, London: Association of Head Teachers of Autistic Children and Adults.

Association of Head Teachers of Autistic Children and Adults (1990). The Special Curricular Needs of Autistic Children: Learning and Thinking Skills, London: Association of Head Teachers of Autistic Children and Adults.

Baron-Cohen, S. (1988). Social and Pragmatic Deficits in Autism: Cognitive or Affektive? Journal of Autism and Developmental Disorders, 18.3.

Bishop, D. (1983). Test for Reception of Grammar (TROG), Manchester: Department of Psychology, University of Manchester.

Bishop, D. (1989). Autism, Asperger's Syndrom and Semantic-pragmatic Disorder: Where are the Boundaries? British Journal of Disorders of Communication, 24.2.

Carr, J. (1980). Helping Your Handicapped Child. A Penguin Handbook, Harmondsworth: Penguin.

Christie, P. (1987). Holding Therapy, Communication, 21.3.

1 Alle deutschen Titel sind als direkte Ergänzung zu bestimmten Textstellen vom Übersetzer eingefügt; weiterführende deutschsprachige Literatur im Teil »Literatur b«.

Christie, P., Newson, E., Newson, J. & Prevezer, W. (in Press). An Interactive Approach to Language and Communication for Non-Speaking Children: Practical Guidelines from a Developmental Standpoint.Handbook of Child and Adolescent Therapy in Britain. Milton Kaynes: Open University Press.
Cooper, J., Moodley, M. & Reynell, J. (1978). Helping Language Development, London: Edward Arnold.
Deward, H. & Summers, S. (1988). The Pragmatics Profile of Early Communication Skills, Windsor: NFER-Nelson.
Elgar, S. (1985). Sex Education and Sexual Awareneness Building for Autistic Children and Youth: Some Viewpoints and Considerations, Journal of Autism and Developmental Disorders, 15.2.
Ellis, K. (ed.) (1990). Autism: Professional Perspectives and Praxis, London: Chapman & Hall in Association with the National Autistic Society.
Frith, U. (1989). Autism: Explaining the Enigma, Oxford: Blackwell.
Frith, U. (1991). Autism and Asperger Syndrome. In Frith, U. (Ed.), Cambridge: Cambridge University Press.
Frith, Uta, (1992). Autismus – ein kognitionspsychologisches Puzzle. Heidelberg: Spektrum Akademischer Verlag.
Gilby, K., Jones, G. & Newson, E. (1988). Autistic Children in Ordinary Mainstream Schools, Summary Report DHSS/DES Research Project, Child Development Research Unit, University of Nottingham.
Gillberg, C. (1990). Autistic and Pervasive Developmental Disorders, Journal of Child Psychology and Psychiatry, 31.1.
Gillberg, C., Ehlers, S., Schaumann, H., Jacobson, G., Dahlgren, S.O., Lindbloom, R., Bagenholm, A., Tjuus, T., & Blidner, E.(1990). Autism under Age 3 Years: A Clinical Study of 28 Cases Referred for Autistic Symptoms in Infancy, Journal of Child Psychology and Psychiatry, 31.6.
Grandin, T. & Scariano, M. (1986). Emergence Labelled Autistic, Tunbridge Wells: D.J. Costello (Publishers) Ltd.
Howlin, P. (1987). Commissioned Review – Autism. Newsletter, Association of Child Psychology and Psychiatry, 9.4.
Howlin, P. (1989). Living With Impairment: The Effects on Children Having an Autistic Sibling, Child: Care, Health and Development, 14, 395–408.
Kanner, L. (1943). Autistic Disturbances of Affektive Contact. Nervous Child, 2.217.
Knowles, W. & Masidlover, M. (1980). Derbyshire Language Scheme, Ripley: Derbyshire County Council Education Psychology Service.
Lowe, M. & Costello A.J. (1976). Symbolic Play Test, Windsor: NFER-Nelson.
Miedzianik, D. (1986). My Autobiografy, Nottingham: Child Development Research Unit, University of Nottingham.
Morton, J. (1989). The Origins of Autism. New Scientist, December 1989, also in Communication, 24.3, December 1990.

National Autistic Society (1991). Dictionary of Approaches to Autism: An Annotated List, London: National Autistic Society.
Newson, E., Dawson, M. & Everard, P. (1984). The Natural History of Able Autistic People: Their Management and Functioning in a Social Context. Summary of the Report to the DHSS, Communication, Vol. XXVIII, Nos. 1, 2, 3, 4, and Vol. XIX, Nos 1, 2, London: National Autistic Society.
Prekop, I. (1986). Das Festhalten bei Menschen mit autistischen Verhaltensweisen. Geistige Behinderung, 25, Beilage, 1–24
Renfrew, C. (1989). Action Picture Test, IIIrd Edition, and 'The Bus Story' (1990), IIIrd Edition, obtainable from C. Renfrew, North Place, Old Headington, Oxford.
Reynell, J. (1985). The Reynell Developmental Language Scales (Second Revision), Windsor: NFER-Nelson.
Reynell, J.K. (1985). Sprachentwicklungsskalen (Deutsche Bearbeitung: Sarimski, K.). München: Röttger.
Rimland, B. (1988). Physical Exercise and Autism, Autism Research Review, 2.4.
Roberts, J. (1989). Echolalia and Comprehension in Autistic Children, Journal of Autism and Developmental Disorders, 19.2.
Rutter, M. (1984). The Language Development of the Young Autistic Child. In Autism, its Nature, Implications and Consequences, London: National Autistic Society.
Rutter, M. (1985). The Treatment of Autistic Children, Journal of Child Psychology and Psychiatry, 26.2.
Seheult, C. (1990). Using Parents as their Children's Therapists, Communication, 24.2.
Selfe, L. (1984). Art and Autism. In National Autistic Society (Ed.), Autism, its Nature, Implications and Consequences, London: National Autistic Society.
Shea, V. & Mesibov, G. (1985). The Relationship of Learning Disabilities and Higher-Level Autism, Journal of Autism and Developmental Disorders, 15.4.
Tantam, D. (1988). A Mind of One's Own, London: National Autistic Society.
Taylor, E. & Hemsley R. (1990). Dietary Treatment in Autism and Hyperactivity, Communication, 24.2.
Tinbergen, N. & Tinbergen, G. (1984). Autistic Children: New Hope for a Cure, London: George Allen & Unwin.
Treffert, D. (1989). Extraordinary People, London: Bantam Press, reprinted in paperback in 1990.
Upton, G. (1990). The Education Reform Act and Special Educational Needs, Newsletter: Association for Child Psychology and Psychiatry, Vol. 12, No. 5.
Verband evangelischer Einrichtungen für geistig und seelisch Behinderte e.V. (1982). Sprachunterstützende Gebärden – zur Förderung der Kommunikation mit nichtsprechenden Menschen mit geistiger Behin-

derung. Deutsche Ausgabe von »Spreken met het lichaam« von Br. Drs. Leo Speth, Sr. Drs. Mariëlla van den Hoven.
Wiltshire, S. (1989). Cities, London: Dent.
Wing, L. (1981). Asperger's Syndrome: A Clinical Account, Journal of Psychological Medicine, 11, 115–129.
Wing, L. (Ed.) (1988a). Aspects of Autism: Biological Research, London: Gaskell/National Autistic Society.
Wing, L. (1988b). The Continuum of Autistic Characteristics, in Schopler, E. & Mesibov, G. (Eds.), Diagnosis and Assessment in Autism, New York: Plenum.
Wing, L. & Gould, J. (1976). Systematic Recording of Behaviours and Skills of Retarded and Psychotic Children, Journal of Autism and Developmental Disorders, 9.1.
Wing, L. & Gould, J. (1979). Severe Impairments of Social Interaction and Associated Abnormalities in Children: Epidemiology and Classification, Journal of Autism and Developmental Disorders, 9.1.
Wolfendale, S. & Bryans, T. (1986). Word Play, Stafford: NARE Publications.
Wolff, S. et al. (1988). Personality Characteristics of Parents of Autistic Children: A Controlled Study, Journal of Psychology and Psychiatry, 29.2.
World Health Organization (1991). Diagnoseschlüssel und Glossar psychischer Krankheiten. Deutsche Ausgabe der Internationalen Klassifikation der Krankheiten der WHO ICD-10 Kapitel V (F) Bern: Huber

b) Deutschsprachige Literatur[2]

Autismus-Literatur im Buchhandel

Wir haben hier eine Auswahl von Literatur zum Thema »Autismus« zusammengestellt, *die im Buchhandel erhältlich ist.* Sie ist nicht vollständig.

Fachbücher und Erfahrungsberichte

Arens, Christiane/Dzikowski, Stefan. Autismus heute, Band 1. Aktuelle Entwicklungen in der Therapie autistischer Kinder. Verlag modernes lernen, Dortmund 1988.

2 In: autismus – Zeitschrift des Bundesverbandes Hilfe für das autistische Kind. Vereinigung zur Förderung autistischer Menschen e.V. (1993). Eingefügt vom Übersetzer. Wiedergabe mit Genehmigung des Bundesverbandes, Bebelallee 141, 22297 Hamburg.

Baeriswyl-Rouiller, Irène. Die Situation autistischer Menschen. Ergebnisse einer Untersuchung der Schweizerischen Informations- und Dokumentationsstelle für Autismusfragen. Beiträge zur Heil- und Sonderpädagogik, 148 Seiten, 40 Tabellen ISBN 3-258-04366-3.

Barron, Judy/Barron, Sean. Hört mich denn niemand? Goldmann Verlag, München 1992. ISBN 3-442-30584-5.

Bernard-Opitz, Vera/Blesch, Günter. Sprachlos muß keiner bleiben. Handzeichen und andere Kommunikationshilfen für autistisch und geistig Behinderte. Lambertus Verlag, Freiburg 1988. ISBN 3-7841-0403-7.

Bormann-Kischkel, Christiane. Erkennen autistische Kinder Personen und Emotionen. S. Roderer Verlag, Regensburg 1990. ISBN 3-89073-474-X.

Burchard, Falk. Festhaltetherapie in der Kritik. Dreiteilige Beobachtungsstudie zur Festhaltetherapie. Edition Marhold im Wissenschaftsverlag Volker Spiess, Berlin 1992. ISBN 3-89166-139-8.

Callahan, Mary. Tony. Gustav Lübbe Verlag GmbH 1989. Bastei-Lübbe Taschenbuch Nr. 61158, 239 Seiten.

Crossley, Rosemarie/McDonald, Anne. Annie – Licht hinter Mauern. Serie Piper 11678, München 1993.

Dalferth, Matthias. Behinderte Menschen mit Autismussyndrom. Probleme der Perzeption und der Affektivität – Ein Beitrag zum Verständnis und zur Genese der Behinderung. Heidelberger Verlagsanstalt Edition Schindele 1987.

De Myer, Marian K. Familien mit autistischen Kindern. Übersetzt von Ursula u. Helmut Remschmidt. Ferdinand Enke Verlag, Stuttgart 1986.

Delacato, Carl H. Der unheimliche Fremdling. Das autistische Kind. Ein neuer Weg zur Behandlung. Hyperion-Verlag, Freiburg im Breisgau 1975.

Doering, Waltraut und Winfried. Sensorische Integration. Anwendungsbereich und Vergleich mit anderen Fördermethoden/Konzepten. Verlag modernes lernen, Dortmund 1990. Bestell-Nr. 8103 – ISBN 1-85492-019-7.

Duker, C. Pieter. Gebärdensprache mit autistischen und geistig behinderten Menschen. Ein Handbuch der Gebärden. Behinderung »Autismus« Psychose-Band III. Verlag modernes lernen, Dortmund 1991.

Dzikowski, Stefan. Ursachen des Autismus. Eine Dokumentation. Deutscher Studienverlag, Weinheim 1993. ISBN 3-89271-407-X.

Dzikowski, Stefan/Vogel, Cordula. Störungen der sensorischen Integration bei autistischen Kindern. Probleme von Diagnose, Therapie und Erfolgskontrolle. Deutscher Studien Verlag, Weinheim 1988.

Dzikowski, Stefan/Arens, Christiane (Hrsg.). Autismus heute, Band 2. Neue Aspekte der Förderung autistischer Kinder. Verlag modernes lernen, Dortmund 1990.

Fikar, H./Fikar, S./Thumm, K. E. (Hrsg.). Körperarbeit mit Behinderten. Verlag Konrad Wittwer GmbH, Stuttgart 1991.

Frith, Uta. Autismus. Ein kognitionspsychologisches Puzzle. Spektrum Akademischer Verlag, Heidelberg 1992. ISBN 3-86025-058-2.
Gagelman, Hartmut. Kai lacht wieder. Ein autistisches Kind durchbricht seine Zwänge. Walter-Verlag AG, Olten 1983.
Häusler, Ingrid. Kein Kind zum Vorzeigen. Taschenbuch, rororo Nr. 4524.
Hebborn-Brass, Ursula (Hrsg.). Autistische Kinder in stationärer Langzeitbehandlung. Eine empirische Längsschnittuntersuchung und Erfahrungsberichte. Quintessenz-Verlag, München 1993. ISBN 3-86128-154-6.
Heimlich, Hildegard/Rother, Dieter. Wenn's zu Hause nicht mehr geht. Eltern lösen sich von ihrem behinderten Kind. Ernst Reinhard Verlag, München – Basel 1991.
Holzapfel, W./Klimm, H./König, K./Lutz, J./Müller-Wiedemann, H./ Weihs, Th. Der frühkindliche Autismus als Entwicklungsstörung. Verlag Freies Geistesleben, Stuttgart 1981.
Innerhofer, P./Klicpera, Ch. Die Welt des frühkindlichen Autismus. Befunde, Analysen, Anstöße. Ernst Reinhardt Verlag, München – Basel 1988.
Janetzke, Hartmut R.P. Stichwort Autismus. Heyne Verlag, München 1993. ISBN 3-453-06043-1.
Kehrer, Hans E. Autismus. Diagnostische, therapeutische und soziale Aspekte. Roland Asanger Verlag, Heidelberg 1989.
Kehrer, Hans E. Bibliographie über den kindlichen Autismus. (Von 1934 bis 1981: 1958 Titel). Bücher, Monographien, Artikel und andere Publikationen. Beltz Verlag, Weinheim und Basel 1982.
Kusch, M./Petermann, F. Entwicklung autistischer Störungen. 2. veränderte Auflage 1991, 272 Seiten. Verlag Hans Huber, Bern – Stuttgart – Toronto.
Lefèvre, Françoise. Stummer kleiner Prinz. Heyne-Verlag, München 1993. ISBN 3-453-06921-8.
Loeben-Sprengel, Stefanie/Sourcos-Valavani, Irini/Voigt, Friedrich. Autistische Kinder und ihre Eltern. Veränderung der familiären Interaktion. Beltz Verlag, Weinheim und Basel 1981.
Lösche, Gisela. Entwicklung autistischer Kinder in den ersten dreieinhalb Lebensjahren. Psychologie Verlags Union, Weinheim 1992.
Mitgutsch, Anna Waltraud. Ausgrenzung. Luchterhand Verlag, Frankfurt/M. 1989.
Park, Klara C. Eine Seele lernt leben. dtv-Sachbuch, München 1993. ISBN 3-423-30347-6.
Rohmann, Ulrich/Hartmann, Hellmut. Autoaggression. Grundlagen und Behandlungsmöglichkeiten. Behinderung – Autismus – Psychose, Band 1. Verlag modernes lernen, Dortmund 1988.
Rohmann, Ulrich H./Elbing, Ulrich. Festhaltetherapie und Körpertherapie. Behinderung – Autismus – Psychose, Band II. Verlag modernes lernen 1990. Borgmann KG, Dortmund.
Schmitz, Marlies. Kati lernt sprechen. Edition Marhold, 1992.

Schopler, Eric/Lansing, Margaret/Waters, Leslie. Übungsanleitung zur Förderung autistischer und entwicklungsbehinderter Kinder (0–6 Jahre), Band 3. (TEACCH-Projekt, North Carolina, USA). Deutsche Übersetzung: Alfred Horn. Verlag modernes lernen, Dortmund 1987.

Sellin, Birger. ich will kein inmich mehr sein. botschaften aus einem autistischen Kerker. Kiepenheuer & Witsch, Köln 1993. ISBN 3-462-02289-X.

Stehli, Annabel. Dancing in the Rain. Heyne-Bücher, Sachbuch 2003. Heyne-Verlag, München 1991.

Tustin, Frances. Autistische Zustände bei Kindern. Klett-Verlag, Stuttgart 1989.

Wendeler, Jürgen. Autistische Jugendliche und Erwachsene. Gespräche mit Eltern. Beltz Verlag, Weinheim und Basel 1984.

Wilker, F.W. Autismus. Wissenschaftliche Buchgesellschaft. Darmstadt 1989, Taschenbuch.

Williams, Donna. Ich könnte verschwinden, wenn du mich berührst. Hoffmann & Campe Verlag, Hamburg 1992, 303 Seiten.

Wing, John K. (Hrsg.). Frühkindlicher Autismus. Aus dem Englischen übersetzt und bearbeitet von Jürgen Wendeler. Klinische, pädagogische und soziale Aspekte. 4., überarbeitete und ergänzte Auflage. Beltz-Verlag, Weinheim und Basel 1992.

Zeile, Edith (Hrsg.). Ich habe ein behindertes Kind. Mütter und Väter berichten mit 18 Fotos. Deutscher Taschenbuch Verlag 1988. ISBN 3-423-10859-2.

Zöller, Dietmar. Wenn ich mit Euch reden könnte. Ein autistischer Junge beschreibt sein Leben aus seiner Sicht. Mit einem Vorwort von Prof. Friedrich Specht. Scherz-Verlag, Bern – München – Wien 1989.

Zöller, Dietmar. Ich gebe nicht auf. Scherz-Verlag, Bern 86, München – Wien 1992. ISBN 3-502-18886-6.

Veröffentlichungen des Bundesverbandes

Bundesverband »Hilfe für das autistische Kind e. V.«
Bebelallee 141, 22297 Hamburg – Tel.: 040/5115604,
Fax: 040/5110813

Veröffentlichungen zum frühkindlichen Autismus, die beim Bundesverband zu beziehen sind (plus Porto und Versandkosten):

Soziale Rehabilitation autistischer Menschen – Möglichkeiten und Grenzen. Tagungsbericht der 7. Bundestagung in Düsseldorf 1991. DM 27,–.

Autismus Europa 1988. Referate des 3. europäischen Autismuskongresses in Hamburg. DM 22,–.

Autismus Europa 1983. Referate des 2. europäischen Autismuskongresses in Paris. DM 15,–.

Autismus Europa 80. Referate des 1. europäischen Autismuskongresses in Gent 1980. DM 15,–.

Autismus im Europa von morgen. Auswahl der Referate des 4. europäischen Autismuskongresses in Den Haag 1992

Bibliographie über den frühkindlichen Autismus. Kehrer 1979. DM 15,–.

Autismuszeitschrift des Bundesverbandes Hilfe für das autistische Kind erscheint zweimal jährlich im Mai und Oktober. Einzelpreis: DM 8,–; im Jahresabonnement: DM 14,–; ab 1994 zuzüglich Porto.

Fachliche Begründung zu einem erhöhten Pflege- und Betreuungsaufwand in Einrichtungen für autistische Erwachsene. Empfehlungen des Bundesverbandes in Zusammenarbeit mit dem wissenschaftlichen Beirat. DM 2,50 (für Mitglieder kostenlos).

Frühförderung autistischer u.v. Autismus bedrohter Kinder. Empfehlungen des Bundesverbandes in Zusammenarbeit mit dem wissenschaftlichen Beirat. DM 3,50 (für Mitglieder kostenlos).

Zur Integration autistischer Menschen. Empfehlung des Ausschusses »Integration« des Bundesverbandes Hilfe für das autistische Kind. DM 2,50 (für Mitglieder kostenlos).

Leitfaden für Wohneinrichtungen autistischer Erwachsener. Erstellt von einem Ausschuß des Bundesverbandes Hilfe für das autistische Kind. DM 8,–.

Leo's Schatten. Eine Geschichte über einen autischen Jungen für Kinder und Erwachsene. DM 10,–.

Neuerscheinung 1993. *Denkschrift zur Situation autistischer Menschen in der Bundesrepublik Deutschland.* DM 2,– (DM 2,– bitte als Briefmarken der Bestellung beilegen).

4. Autorenregister

5. Sachwortregister

Streiten will gelernt sein

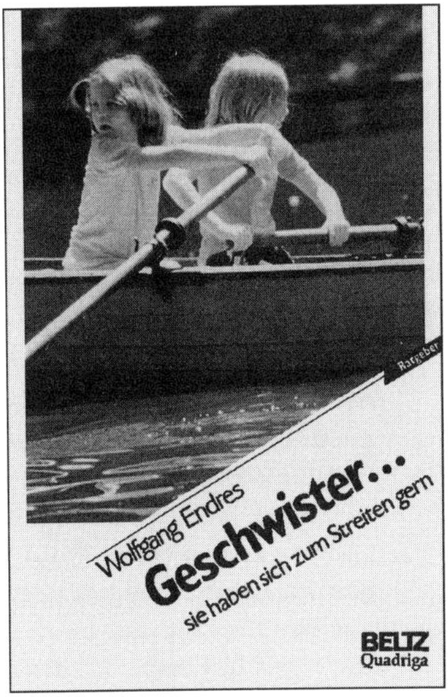

Wolfgang Endres

Geschwister ...

sie haben sich zum Streiten gern.
4. Aufl. 1992. 114 S. Br.
DM 22,– / öS 172,– / sFr 23,20
ISBN 3-407-83125-0

»Was unterscheidet Geschwister von wilden Indianerstämmen? Wilde Indianer sind entweder auf dem Kriegspfad oder rauchen Friedenspfeife – Geschwister können gleichzeitig beides!«

So erheiternd diese Feststellung von Tucholsky sein mag, so zermürbend ist die »ewige Streiterei« zwischen Geschwistern. Wolfgang Endres ist einer der bekanntesten und erfolgreichsten Autoren von pädagogischen Ratgebern und Lernhilfen. Dieser Ratgeber möchte Eltern die Unvermeidlichkeit des Streitens erläutern, aber auch Hinweise geben, wie sich Streitigkeiten verhindern lassen:

- Sich nicht in einen Streit hineinziehen lassen – Schiedsrichter sind nicht gefragt.
- Selbstvertrauen der Kinder stärken – Selbstsicherheit verhindert manchen Streit.
- Durch Interaktionsspiele eine positive Atmosphäre schaffen – der Umgang miteinander prägt das Familienklima.
- Warum fühlt sich eine mittlere Tochter benachteiligt? – Streitursachen können oft in der Geschwisterreihe begründet sein.

BELTZ

Preisänderungen vorbehalten

Beltz Verlag · Postfach 10 01 54 · 69441 Weinheim

B_262

Autismus

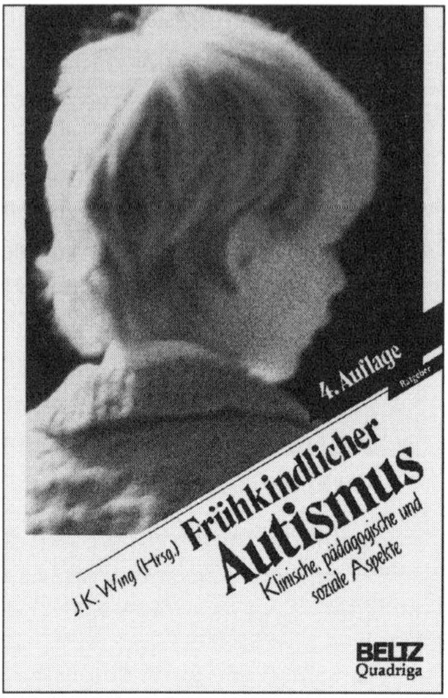

J.K. Wing (Hrsg.)

Frühkindlicher Autismus

Klinische, pädagogische
und soziale Aspekte.
Aus dem Englischen
übersetzt und bearbeitet
von Jürgen Wendeler.
4. Aufl. 1992. 391 S. Br.
DM 44,– / öS 343,– / sFr 45,30
ISBN 3-407-83122-6

Zu den eigenartigsten und oft auch schwersten Störungen der kindlichen Entwicklung gehört der »Frühkindliche Autismus«. Kinder mit dieser Behinderung können nur schwer affektive Kontakte herstellen und sind deshalb in ihrer sozialen Entwicklung außerordentlich beeinträchtigt. Ihre Sprache entwickelt sich manchmal gar nicht, manchmal – mit einigen typischen Besonderheiten – nur verzögert. Auch andere kommunikative Fähigkeiten sind gestört. Diese Kinder reagieren auf ihre Umwelt oftmals in bizarrer Weise in Form von Stereotypien, zwanghaften Ritualen und sonderbaren Interessen. Dieser Band informiert Eltern und Fachleute umfassend über den Autismus, seine Symptome, seinen Verlauf, die möglichen Ursachen und die notwendigen pädagogischen Maßnahmen. Die Beiträge beschäftigen sich mit den medizinischen, pädagogischen und sozialen Problemen, die durch ein autistisches Kind gestellt werden.